企业
新闻发布会
并不难

SECRET TO REMARKABLE CORPORATE
PRESS CONFERENCES

吕大鹏　俞国明　刘姗◎著

中国经济出版社
CHINA ECONOMIC PUBLISHING HOUSE
北京

图书在版编目（CIP）数据

企业新闻发布会并不难／吕大鹏，俞国明，刘姗著．
—北京：中国经济出版社，2020.1
ISBN 978 - 7 - 5136 - 4834 - 9

Ⅰ.①企… Ⅱ.①吕…②俞…③刘… Ⅲ.①企业—新闻公报—基本知识
Ⅳ.①G210

中国版本图书馆 CIP 数据核字（2017）第 209327 号

责任编辑	贾亚莉　孙晓霞
责任印制	马小宾
封面设计	华子图文

出版发行	中国经济出版社
印 刷 者	北京柏力行彩印有限公司
经 销 者	各地新华书店
开　　本	880mm × 1230mm　1/32
印　　张	9.25
字　　数	180 千字
版　　次	2020 年 1 月第 1 版
印　　次	2020 年 1 月第 1 次
定　　价	48.00 元

广告经营许可证　京西工商广字第 8179 号

中国经济出版社 网址 www.economyph.com 社址 北京市东城区安定门外大街 58 号 邮编 100011
本版图书如存在印装质量问题，请与本社销售中心联系调换（联系电话：010 - 57512564）

　　法国诗人布瓦洛说过，一句漂亮话之所以漂亮，就在于所说的东西是每个人都想到过的，而所说的方式却是生动的、精妙的、新颖的。新闻发布会，就是这么一个有趣的过程。

　　5G 时代的到来，意味着又一次网络空前大提速，将带来无限的可能，当然也伴随着数不清的风险，那就是高速舆情、百变舆论。但是，无论我们遇到的舆论环境如何复杂，新闻发布会——当事者亲自说，仍是沟通和化解矛盾误会的最佳手段。舆论领袖、专家学者说得再多，也只是带有主观色彩的解读，而当事方直面问题、现身说法，则让人们得以最接近事实和真相。新闻发布是一门实践科学，谁讲、怎么讲、什么时间讲、讲什么……都是有规律可循的。它是一种理念，需要不断创新和与时俱进；它是一种智慧，是管理者必须掌握的本领，它甚至关乎着一个单位的存亡；它是一项制度，是当前环境下一个部门、一个企业、一个单位必须建立的保障措施；它是一项系统工程，需要集体的力量、团队的协作共同完成。

近些年，企业舆情频繁发生。这固然有企业与社会公众之间认识裂痕的原因，但也有相当一部分原因是，我们的企业不懂得发声——主观上不愿意说、行动上不主动说、时间上不及时说、内容上不真实说、态度上不端正说、高度重视但不会说。犯了其中任何一条毛病，你不找舆情，舆情也会找上你。

我从2001年还在清华大学任教的时候，就开始关注并研究新闻发布工作，至今已经17个年头了。特别期待能看到有更多经验的总结、实践的硕果和智慧的提炼。这些年在各领域的书很多，但是好看还好用的，即来自于严肃严谨的观察与思考，又能够对实践起到指导作用的著作，依然还是凤毛麟角。但是，这一本绝对是精品力作，凝聚了中国石化新闻发布最好的智慧和经验。

中国石化是我国最早研究新闻发布、最早投身新闻发布探索的大企业之一。他们曾经是面对舆论环境最为复杂的中央企业，痛定思痛，这些年，中国石化在新闻发布实践上投入了大量精力。2012年前后是中国石化舆论环境最为困难的时期，我与中国石化的新闻发言人吕大鹏先生及其团队相识。至那以后，我们共同经历和研究探讨了许多有关企业新闻发布和舆情应对的事件案例，我亲眼目睹了这个团队不屈不挠的努力和令人瞩目的成绩。《企业新闻发布会并不难》一书就是证明。

这本书不仅是中国石化通过新闻发布工作应对舆情、化解舆情、推进工作的归纳和总结，也是对企业新闻发布工作目的、意义和方法的再认识、再提高，更是对"企业如何直面公众"这一问题的深入思考。不仅是对企业，对于我们从事相关学术研究，也很具有参考价值。

5G时代信息传播的速度更快、效率更高、范围更广，好信息如此、坏信息也如此。我们会发现，那些我们所不想看到的信息，产生得比我们想象中要多得多也快得多。有时候我们发了声尚且如此，假如我们沉默不语，后果真是不堪设想。

今天的企业管理者，既要考虑企业的经济效益，也要考虑企业的社会效益。他们不仅要有高明的经营才能，也越来越需要有娴熟的媒介素养。这是时代的要求，躲不开绕不过。不管是正面的推介，还是突发事件的处置，一个企业新闻发布工作做的好，都说明他们有开放的胸襟、国际的视野、以人民为中心的态度，以及实事求是的精神，这是中国乃至世界一流企业的标志和标配。

作为公共关系与新闻发布领域的学者，我们要向大鹏和他在中国石化的同事们学习。学者本应该多出著作，但是我们大量的时间都在一线，相比之下，大鹏及其同事们却在百忙中抽出时间，拿出来这样一部凝聚着智慧结晶和经验总结的著作，更加显得弥足珍贵。我代表学术和理论研究领域的同仁们向他们表示祝贺和敬意。

实践是理论之母，理论研究者不能忘本。所以我们希望将来在更多领域跟中国石化特别是大鹏的团队互动研究，这样的研究既能前瞻发展之势，也能总结前车之鉴，我们中国的企业在未来的"一带一路"和全球治理的贡献将会更大。推荐大家读一读《企业新闻发布会并不难》，很管用。

董关鹏

中国公共关系协会副会长，中国传媒大学教授、博士生导师、政府与公共事务学院院长，中华全国工商业联合会宣传教育委员会副主任委员，国务院新闻办公室新闻发布策划与评估专家小组成员

■■■■■■■■ **前　言**

我们正处在一个气象万千的新时代，每一天清晨醒来，都有无数的信息充斥在眼前、耳畔。虽然公共信息的传播对人类文明进程的影响随着形式的变化、技术的更新而日益加深，但新闻发布会，始终作为信息传播的重要方式之一，在日常生活中越来越为我们所熟知。无论是从 2003 年"非典"灾难降临，信息发布和信息公开的重要性第一次广泛而深刻地被社会各界认知，还是外交部发言人铿锵有力地回应中外记者问题的坚定眼神和经典专业手势，再到翘首以盼的华为荣耀系列的全球新品发布会现场，新闻发布都吸引着大家的目光，承担着重要的传播功能。对内沟通公众、保证监督、争取理解，对外点评世界、说明中国、解疑释惑都是召开新闻发布会要达到的目的。

组织企业新闻发布会到底难不难？本书给出了答案。这部以新闻发布工具书为定位的读本，从新闻发布会的目的、类型、基本原则、核心诉求、流程方式、核心稿件、会后评估和传播七个方面，详述了新闻发布会计划、筹备、执行、反馈、评估五个阶段的具体工作内容和注意事项，并穿插多个案例，与企业中的公关、企划、管理、宣传和市场营销人员，新闻工作者，以及公关和传播领域的学者共同分享探讨新闻发布会如何取得最佳效果。

传播创造价值。我们希望能够借本书为从事新闻发布工作的有关人士提供一个获取专业知识和方法的途径。我们相信，新闻发布的智慧不只是妙语连珠的机智，随机应变的敏锐，细致缜密的组织，还包含对企业核心价值的表达，对公众关切的感知，对时代趋势的深刻洞察，对社会文明进步的热忱渴望与执着追求。

2019 年 9 月

目 录

1

第二章
企业新闻发布会有哪些类型

第四章

企业新闻发布会的核心诉求是什么

第五章
怎样开好一场新闻发布会

第七章
企业新闻发布会结束之后还需要注意什么

第八章
如何做好企业新闻发布会的传播管理

NEWS

第一章

企业为什么需要召开新闻发布会

一、顺应时代发展潮流的需要

（一）是机遇，也是挑战——融媒体时代已经到来

从早期互联网单向性、静态化的信息传播特点，到互联网开始与人进行双向互动，再到互联网 3.0 时代以人工智能为核心的新媒体时代，麦克卢汉①关于"处处皆中心，无处是边缘"的论断，用在新媒体时代媒介与人的互动也很合适。媒介形态开始变化与相互融合，直播平台开始夺人眼球，虚拟现实技术（VR）不断迭新，人工智能不断演变，这些均已宣告新媒体时代已经到来。

---

① 马歇尔·麦克卢汉（Marshall Mcluhan，1911—1980 年），20 世纪原创媒介理论家，思想家。

3

1. 随时随地地联系

在新媒体时代，人与人、人与信息的沟通传递均处在无处不在的网络中，人们都已成为相互联络中的个体。人们在网络中的主动参与性更强，对于信息的获取以及渴求程度也越来越高。人们在网络中可以随时随地地联系，信息的交互与传递更加便捷，互联互通的渠道也更加多元。

2. 畅所欲言地发声

人人都是自媒体的时代，传播无处不在，针对一个事件，每个人都有抒发自己意见的权利。人们可以建立自己的博客，拥有自己的 ID，甚至创建自己的网站，并通过这些渠道去表达、传递和评论，呈现出一种"信息传递—事件评论与反馈—信息交互—再传播—再反馈"循环往复的过程，人们可以畅所欲言地发声，信息交互的频率在不断上升，公众意见也多元共生。

3. 意见领袖的存在

融媒体时代，麦克卢汉曾提出"莎草纸社会"理念，不同人群在金字塔中拥有自己的层级①，他们为 Facebook、Twit-

---

① 郝源. 传统主流媒体在社交媒体舆论场中话语的进路——以微博"雾霾"话题为例［J］. 东南传播，2017（9）.

ter 等社交媒体所联结,对议题、决议、新闻可以做出反应。[①]
网络社群精英开始出现,意见领袖随之涌现出来。网络意见领袖的存在,会不断地推动一些社会热门事件进入人们的视野。

处于融媒体时代,对于企业来讲,这既是一种机遇,也是一种挑战。在这种新媒体环境下,企业形象要如何"自塑"与"他塑"?企业文化该如何通过员工以及宣传方式来实现?企业如何在融媒体时代进行信息公开、开展新颖的企业新闻发布会?新媒体时代,企业信息对外公开、信息共享、品牌文化的分享也显得格外重要。

企业的发展在新媒体时代也是利弊共存,企业的形象可以通过新媒体平台进行打造,如众多企业都增加了新媒体部门、品牌形象部门等,目的就在于在这种大趋势环境中能够塑造企业形象,实现多面互动传播。另外,新媒体时代下有很多挑战,网友可以自发组织形成团体,针对企业中存在的一些弊端或者不足,甚至是企业在日常运行中存在的一些漏洞,提出质疑,使得企业在形象构建方面存在危机感,企业与民众之间缺乏一种良性"沟通"。在这种情况下,我们要顺势而为,借助多个平台,通过开展企业新闻发布会、交流会等形式,来化解这些矛盾,不仅要消除这种危机,更要居安思危,去构建品牌

---

① 袁潇.数字时代中议程设置理论的嬗变与革新——专访议程设置奠基人之一唐纳德·肖教授〔J〕.国际新闻界,2016(4).

形象以及企业信息的公开分享，才能使企业有更好的影响力和
公信力。

（二）是活动也是制度——新闻发布会没那么神秘

新闻发布会又可以称作记者招待会，是组织为了公布重要
的新闻或者解释重要方针政策而有意邀请媒介公众参加的一种
公关活动。[①] 对于企业新闻发布会来说也是一样，企业之所以
召开新闻发布会，一方面，希望通过这样一种公开的形式，与
新闻界建立一种沟通，希望通过媒体这个中介，将企业想要表
达的东西传递出去。无论是日常工作的信息报告会还是重大事
件发布会，无论是热点事件新闻发布会还是企业产品信息新闻
发布会，或者是突发事件的新闻发布会，都是为了达到信息传
递的目的。另一方面，企业需要面对不同的受众，开展不同形
式的新闻发布会。选择合适的场地、主持人以及新闻发言人，
搭建好新闻发布会的平台也是至关重要的。

企业新闻发布会从形式上来讲，正规、场面大、有深度、
形式丰富，企业通过媒体中介，以稿件、广播、视频、直播等
形式传递给受众，引起社会公众的广泛关注，并且能在短期内
迅速扩大企业的社会影响力，塑造企业形象或者为企业营造和
谐的外部环境。由于企业新闻发布会是一项传播效果较强、舆

---

① 胡学亮. 公关传播案例评析［M］. 北京：中国传媒大学出版社，2008.

论影响力较广的公关传播方式，故为大多数企业所采用。

大多数新闻发布会都具有以下三个特点。

1. 不同内容搭配不同形式

企业新闻发布会一般比较正规，作为企业，需要面对的是整个社会。因此，不同形式的新闻发布会，需要针对不同的受众来制定不同的宣传方案。不同形式的新闻发布会，要求新闻发言人要精心策划不同的方案去面对主持人、记者和受众。不仅要站在企业层面去思考问题，更应该站在受众的角度去思考该如何处置或者回答问题。要学会打破传统局限，准备多种方案多元应对。

2. 广泛传播，深入交流

因为新闻发布会具有强烈的开放性与互动性，更要求新闻发言人与主持人之间，与记者之间形成有效的深入交流。企业召开新闻发布会，首先要提前进行一个活动预告通知，善于利用新媒体渠道进行更广泛的传播和扩散，让更多受众关注，形成"聚焦点"。此外，为了达到预期的效果，更要找到企业新闻发布会的"兴趣点"，以达到事半功倍的效果。企业通过召开新闻发布会，使企业内部的信息形成一种强烈的反馈，这也就增加了传播的广度。在发布会现场，记者现场提问，与新闻发言人现场互动，形成一种更密切的交流，可以增加新闻发布会交流的深度。

3. 严格要求每个环节

企业召开新闻发布会，无论是前期宣传准备工作，还是发布会现场，以及发布会后期，都要严格要求。尤其是在发布会现场，会有大量的记者到场，有很多互动提问环节，因此对主持人以及新闻发言人要求很高。在发布会现场，有不少记者来自权威性媒体，他们专业性很强，针对其可能提出的刁钻问题，新闻发言人应该沉着应对，维持好新闻发布会的现场气氛，最好是经过现场专项训练以及前期充足准备，提前针对发布会的形式进行模拟操练，增强主持人与新闻发言人之间的默契熟练度，做到机智敏捷、沉着冷静，有备无患。

企业新闻发布会要制度化，既要符合国家关于新闻发布会的要求，又要符合本企业流程制度的规范。有章可循，有规则可依，有标准可遵守，使新闻发布会的召开规范化。有节奏、有频率，使企业的日常动态及产品更新时刻出现在大众视野。新闻发布会的召开应当是一件日常常规工作，不能把发布会的召开视为临时性的工作。

所以企业新闻发布会要制度化、规范化、常态化。

二、 推动企业发展进步的需要

（一）树立品牌——主动展示企业形象

作为企业软实力的一种，企业形象既是企业的无形资产，也是企业获得公众信任的重要条件。良好的组织形象对内能够产生凝聚力，将员工的自豪感和积极性充分调动起来，实现组织目标协同努力；对外能够产生吸引力，通过拓展忠诚消费者群体与合作伙伴实现组织的发展目标。[①]

组织形象由组织的产品形象、管理形象、人员形象、环境形象、文化形象、社区形象、标志形象、媒介形象8个要素构成。[②] 企业形象可以通过多方面进行塑造，企业新闻发布会也是

[①] 范徽，潘红梅. 公共关系学：组织形象管理的学问［M］. 北京：高等教育出版社，2014.

[②] 廖为建. 公共关系学［M］. 北京：高等教育出版社，2002.

塑造途径之一。受众通过新闻发布会，会在心中对企业进行打分。此外，企业也要充分利用发布会，提升其在消费者心目中的形象。企业开展新闻发布会，要权衡各项形象指标，找准侧重点，做到有的放矢，进行整合传播，把握好各要素之间的联系。

企业形象除了各形象要素外，还应该对企业形象进行定位，了解企业在受众心中的地位及扮演的角色，而不是漫无目的地宣传。新媒体时代，受众的喜好程度会随着社会热点事件、新兴事物而发生改变，企业要结合自身，把握好时代脉搏，在消费者心中占有一个适当的位置，有效地传递企业的理念。将企业形象定位在一个适当的高度，与受众之间建立一座桥梁，增进受众对企业的了解，避免受众对企业形象认知差异过大。

形象传播要借助中介的力量，也就是媒体，更要将企业产品、经营、市场等因素结合起来。有很多公司开始注重新媒体平台中的传播与营销，如可口可乐公司在大型活动中会在可乐塑料瓶及包装上下功夫，并且每瓶可乐上的文字宣传语都很符合市场化潮流趋势，使一瓶可乐的形象深入人心。企业也要顺应这种趋势，找准企业定位，通过新媒体技术手段、多样化的宣传策划、深入人心的品牌效应，推动整个企业的形象推广与构建。

（二）引导舆论——主动回应社会关切

1. 信息公开、澄清事实

企业在不断发展壮大的过程中，可能会遇到一些有目的、有计划的问题攻击，如在一些社交平台中散播对企业不利的谣言，因为网民数量庞大，网民的情绪容易受到某些偏颇意见领袖的引导，很容易造成热门事件，给企业造成十分不利的影响。企业需要召开新闻发布会对此类事件进行诠释，并做出回应。企业应当迅速组织力量，对于反馈的问题进行彻查，并且在查明事实的过程中，可以邀请媒体新闻记者参与调查的全过程，通过新闻发布会来澄清事实，做到信息公开。

此外，选用权威的新闻发言人，需开诚布公地对事件进行解读，满足受众的监督权和知情权。企业在召开此类新闻发布会时，除了澄清事实外，更应该让受众信任企业。通过企业与媒体的协同调查，让媒体发声，进行信息公开，使受众对事实有一个充分的认识，这样才有利于澄清事实。

2. 正本清源、化危为机

亡羊补牢：企业面对危机事件召开新闻发布会的时候，要学会亡羊补牢，挽回声誉。首先，在解除危机后，控制舆论的传播范围。针对此次事件制定公开信，诚恳地面对受众，保证此类事件绝不会再发生。其次，端正态度，在各大媒体、门户网站、社交平台中发布关于此类事件的前因后果及处理方式。最后，通过与传统主流媒体沟通，针对此类事件，进行深刻地剖析，通过二次传播来构造良好的媒介环境，挽回声誉，减轻舆论压力。

解除危机：在遇到危机事件的时候，企业需要召开新闻发布会，对此，要熟知危机公关5S原则，包括承担责任原则（Shouldering the Matter）、真诚沟通原则（Sincerity）、速度第一原则（Speed）、系统运行原则（System）、权威证实原则（Standard）。危机事件发生后，企业要勇于承担责任，而不是推卸责任或者拒不承认，否则，企业形象在公众心中会一落千丈。针对企业存在的问题勇于担当，冷静面对，真诚地与媒体和受众沟通，对于公众所反馈的问题，认真了解，真诚沟通。速度第一，如果不及时将真相告诉受众以及媒体，所造成的不良影响就会成倍扩大。因此，应以最快的速度对事件做出回应，稳住情绪，避免事件再次扩散和蔓延，遏制住事件的发展规模。在新闻发布会的前期、中期、后期，必须环环相扣，不能疏漏任何细节，要把事实讲清楚，妥当处理矛盾，调查结果全面、准确、有效地处理。针对事件问题所在，企业调查组要与媒体协同合作，针对事实，拿出权威的认定或者检查，用事实和数据说话。

[**案例**] ···

2017年9月11日，小米公司在北京举行两款新品发布会，分别是小米MIX 2及NOTE3。此次小米新品发布会可圈可点，有很多全媒体传播形式值得学习。此次新品发布会主推小米MIX2机型，在发布会前期、发布会现场、发布会后期都充分利用新媒体平台进行传播。我们从三个方面进行分析：

发布会前期。 首先，小米公司将发布会日期定在9月11日，而苹果公司新品发布会则在9月12日，小米公司提前了一天，在时间上占足了先机，并在微博、微信、贴吧等平台中进行新品手机的宣传，找寻"引爆点"，如新款手机宣传语"正面几乎全是屏幕，仿佛握着一块透明玻璃""仿佛握着一块浑然天成的玉"，在发布会前期预热宣传，以"纯陶瓷""18:9""拍照功能"等吸引受众关注，利用社交媒体扩散式传播。其次，小米联合站酷发起了"小米MIX 2全面屏海报创意设计大赛"，奖金高达30万元人民币，吸引大量草根用户参与设计，在上海虹口足球场站、龙阳路站，北京世贸天阶站、西直门站等张贴大幅手绘海报，吸引行人驻足观看。采用手绘形式，以喜闻乐见的方式贴近受众。最后，在社交媒体中，隔三岔五地推出小米秒拍，采访"米粉"对新款手机的感受。在代言人方面，选取时下潮流时尚艺人吴亦凡，进一步扩大影响。

发布会现场。 此次小米新款发布会现场，邀请了众多网络新兴媒体，引爆"社交圈"，在微博中打造热搜词。据悉，现场参与直播的平台多达50家，各路媒体同时直播，进一步打造成裂变式营销。此外，在直播平台中植入小米广告，并实施参与直播互动评论送奖品活动，鼓励更多的网友参与进来，进行互动以及二次转发传播。最后，在发布会现场播放产品幕后短片，采用"讲故事"的方式，将小米 MIX 2 产品设计师与小米创始人雷军融入视频中，让人们进一步了解产品幕后的故事。

发布会后期。发布会截止，但宣传不止。在微信、微博、贴吧、网络社区中不断更新产品各种图片、视频，并与网友进行问答互动，满足受众的好奇心理，进一步宣传产品。此外，形成热搜词汇，当搜索"小米 MIX 2"时，就会出现各路电商订购的消息，刺激用户的消费欲望。各大门户网站、微信公众号、微博认证用户开始发布各种测评文章，并与苹果公司新产品进行对比，采用各种新颖的标题，如"小米 MIX 2，你想知道的都在这里""手握一块玻璃是什么感觉"，等等，进一步吸引受众去阅读文章，扩大营销范围。

分析：从此次小米新品发布会可以看到，发布会前期、现场、后期都很重要，用前期的预热、亮点、创意来吸引用户，现场采用交互式传播、二次传播、讲故事的方式。后期传播仍没有停止，利用各大门户网站继续产生传播效应，扩大影响范围，吸引受众。利用全媒体平台，形成层层传播模式，线上与线下互动结合，产生联动效应，可谓是一次成功的企业新闻发布会。

第二章

企业新闻发布会有哪些类型

企业召开新闻发布会一方面是整个社会新闻发布会趋于成熟；另一方面也表明企业越来越主动地与社会各界分享信息，使得新闻发布会逐渐成为企业发布信息的主要渠道。

一、 新闻发布会的分类标准

随着社会不断地发展，新闻发布会的类型也不断地增多，对新闻发布会的分类可以从不同的角度考虑。在新闻发布会活动的实践中，通常根据新闻发布会召开的内容进行分类。

日常工作新闻发布会主要是将企业的日常生产活动、文化活动以及公益活动等及时向社会各界进行发布，向公众展示企业的面貌。

重大事件新闻发布会主要是企业在生产、管理、发展规划等方面做出的重大决定、重大政策、重大人事变动，以及重要会议、制订的重要计划或者即将发生的重大事变举行的新闻发布会。

热点问题新闻发布会通常是针对与公司企业相关的热点舆情召开的新闻发布会，这类热点问题大多是围绕公众对公司的产品、服务的不满和误解展开的。

产品信息新闻发布会主要是指企业新的产品或者技术专利问世之后，针对产品或者专利进行介绍宣传的新闻发布会。

突发事件新闻发布会主要是指对企业超常规突然发生的、需要立即处理的事件召开的发布会类型。

总之，不同类型的新闻发布会有不同的特性，对做好新闻发布会工作具有重要的意义。

二、日常工作新闻发布会

（一）与社会的正常沟通

日常工作是指企业经常性、周期性、重复性的工作流程以及工作安排。日常工作是企业的常规工作，同时也是企业得以形成自身的企业规范、企业文化等必需的工作安排，其对企业的意义至关重要。互联网的发展要求企业不可闭门造车，企业必须定期与新闻界、企业界及客户等进行日常成果沟通和汇报，一方面，可以从内部督促企业形成系统性的召开新闻发布会的习惯；另一方面，社会也对企业形成一种习惯性的监督。企业及时公布工作成果，社会及时了解行业进展，进而形成良性互动机制。

（二）办得最多、内容最广

1. 常规化

日常工作新闻发布会通常定期召开，因此应将新闻发布会规范化、制度化。相比其他类别的新闻发布会，企业日常工作新闻发布会举办的次数较多，也是公众接触最多的一种新闻发布会。

日常工作新闻发布会的主题通常都是企业的常规工作，召开新闻发布会的工作人员在思想上应该重视，认识到日常工作新闻发布会的召开是企业树立形象、保持市场关注度的重要手段。这种思想上的重视体现在工作实施过程中，重点表现在前期的筹划上。会议地址的选择要符合发布会主题的要求，会议发布的内容要能体现企业的文化和成绩，收集的材料横向比较能体现企业在行业中的独特之处，纵向比较能发现日常工作中的亮点；日常工作新闻发布会应常开常新，能够为媒体提供有新闻价值的内容，保证后期的新闻稿件能符合媒体的版面要求并顺利发布。

2. 综合性

日常工作新闻发布会发布的内容包含企业日常工作的方方面面，企业的文化建设、经营业绩变化、公益活动等都是日常工作新闻发布会的内容。

企业根据自身所涉足的行业，相关部门通过各种渠道定期收集相关资料，对国内、国外的相关行业报道进行深入调研；深入研究国内国际相关行业在该领域的最新进展有哪些，宣传部门的工作人员要清楚企业工作具体取得了哪些进展，获得了哪些成果；充分挖掘企业日常工作中有新闻价值的事件，将有价值的、核心的工作成果与大家分享。

（三）让世界知道你的存在

第一，企业定期召开日常工作新闻发布会，定期公布日常进展成果，对企业整体形象很重要。以前是酒香不怕巷子深，现在是酒香也怕巷子深。企业应该与整个社会保持一种信息联通，让媒体、同行、客户等了解企业最近又做出了哪些成果，哪些成果是超过行业平均水平的，这些成果对企业的价值如何等，让社会对企业放心。

第二，日常工作新闻发布会定期发布有助于企业保持市场关注的热度，不断提升公众对企业品牌的熟识度。

[**案例**] ···

2017 年 7 月，为迎接全国第十六个"安全生产月"和"安全生产万里行"活动，中国石化西南石油局安全生产在元坝气田召开新闻发布会。在安全生产新闻发布会上，中国石化西南石油局公布了一个安全生产的成果："十二五"以来，实现安全生产 2300 多天。正在施工的 20 多口钻井、采气井站 300 多口井、6 条输气管网，实现全面智能掌上管理，安全管理实现了传统报表查询到数字化、"人找隐患"到"隐患找人"、人工统计分析到智能分析三大转变。在体系化构建上，西南石油局深入实施六大 HSE 管理体系，成立了安全委员会，设立局安全总监和安全督查大队，切实做到安全责任到位、应急救援到位。同时，实施 OSHA 主动报告奖励速递制，使监督管理制度化，达到及时发现漏洞、提前排除隐患的效果。

分析：日常工作新闻发布会通常在事件比较固定，甚至常规化以后，公众会形成在某一时间点关注这类新闻发布会的习惯。安全生产与人民群众生命财产安全休戚相关，与经济发展和社会稳定大局紧密相连，是每个企业日常工作的重要内容。中国石化安全生产月新闻发布会从安全生产的天数、安全管理硬件设备的升级、管理体系的科学化等多个方面提供了大量的信息，让公众了解了中国石化为保障安全生产所做的努力以及取得的实际成效和成绩，很好地树立了中国石化负责任、敢担当的企业形象。

三、重大事件新闻发布会

（一）对企业的重大利好

对于企业来说，到底什么类型的事件才属于重大事件的范畴？每个行业有每个行业的答案。对于种植业来说，如水稻种植，袁隆平教授所发明的杂交水稻种植方法就属于水稻种植领域的重大事件。一个种植企业发明的一项提高种植亩产量的技术就属于该企业的重大事件；对于通信行业来说，如通信网络，由 2G 到 3G 甚至再到 5G 等，都属于该行业的重大技术突破，都应该属于该行业或者企业的重大事件。

（二）把握良机，力争头条

1. 新闻事件的重大性、稀缺性

企业针对发生的重大事件召开新闻发布会不仅是企业持续

保持社会关注度的一种方式，更是企业加深与业界、媒体、客户、社会公众沟通的一种方式。重大事件在一定程度上表明了该企业在行业内具有一定的影响力，同时针对重大事件召开新闻发布会是企业实力的一种表现；是企业不脱离社会公众、接地气的一种表现；更重要的是让社会对该企业有一个深入的了解，而不是对什么事情都蒙在鼓里。增加企业的信息透明度，在业内起到一个表率作用。

2. 规格高，规模大

从重大新闻的定义可以看出，重大新闻事件通常是对产业、技术等方面产生重大影响和突破的事件。企业召开新闻发布会宣布的重大事件因其天然具有新闻价值而吸引着新闻记者。新闻发布会召开的时间和选择的地点要讲究，具体时间根据重大事件的性质，把握好发布会召开的时机，如是否与政府重大活动相冲突、是否与政府最近颁布的经济政策和产业政策相符、新闻稿件能否及时刊出等，都要求相关人员具有市场的敏感度以及与各方的协调能力。在企业有经济实力的条件下，选择的发布会地点规格越高越好，新闻发布会场所的地理位置、面积、装饰风格等都有较高的选择标准。这样不仅能保证发布会的顺利进行，还能显示发布会比较正规。同时，与之相匹配的新闻发布会对参会人员的职位、社会地位、学术背景等要求较高，发言人一般由企业负责人担当，公关人员应该为发言人准备好发言稿和记者备忘录。

（三）让世界知道你的进步

第一，企业召开重大事件新闻发布会，是企业尊重自身、尊重行业的一种表现。对于一些能产生良好社会反响的重大事件，企业通过召开新闻发布会向社会公布这些创新，一方面说明了企业在沿着正确的发展道路前进；另一方面也说明了该企业在行业内的社会地位，表明其有能力在这一行业做出表率。

第二，企业召开重大事件新闻发布会，可以让更多的人对该企业有一个系统的了解。企业在召开新闻发布会公布重大事件的同时，对企业自身也做了一次形象的宣传。企业文化在新闻发布会上被展示出来，这样社会各界会了解到与在电视上或者网络上所看到的企业不一样的一面，进而对企业加深印象。企业的形象深入人心，企业的品牌产生溢价，进而让一家优秀的企业成长为一家更好的企业。

［案例］·······························

2017 年 9 月 11 日，中国建材及中材股份联合召开新闻发布会，宣布进入合并的流程。新闻发布会在中国香港召开。政府证券监管部门指定了官方媒介，各大门户网站的证券板块以及财经类报纸的评论板块都对此进行了报道和解读，取得了良好的宣传效果。

　　分析：中国建材、中材股份是中建材旗下两家港股上市公司，中国建材和中材股份在中国国内水泥生产商中分别位列第一位和第四位。此次合并将加强部分地区水泥行业的集中度，企业也将会以更大的市场影响力提高水泥行业政策制定的话语权，因此，企业合并的重要性不言而喻。这类新闻发布会的现场不仅会有媒体记者，还会有专业的经济分析师和市场投资者。发布会现场的提问数量众多、专业性强，材料准备充分非常重要。两家上市公司最高领导、财务总管、前期合并申报负责人都悉数到场。发布会上公布了合并时间、合并方式、合并后股票置换比例等许多细节问题，针对媒体、投资者等的大量提问和质疑，企业专业人员提供了专业权威的材料，对答如流。现场分发给媒体的新闻通稿关于数字、时间确定无误。

四、热点问题新闻发布会

（一）对热点的巧妙利用

"热点问题"这四个字我们经常见诸网络等媒体，对社会来说，环境问题、食品安全问题等都属于社会范围内讨论的热点问题，这些问题经常会登录热搜榜。

那么企业的热点问题应该如何界定？为了方便大家理解，我们举个简单的例子，如 2018 年 5 月，四川航空两名机长在飞机窗破裂的情况下成功迫降，此次事件成为当时的热门话题。此时的四川航空若及时召开新闻发布会，对该事件进行信息公开公布，对企业是一次良好的宣传，也可防止事件之后再有其他问题出现。热点问题不分褒贬、有好有坏，只要这些问题触发了社会的痛点、难点，并且是社会公众都关心的问题，引起了社会各界的广泛关注与讨论，那么这些问题都可以划归为企业的热点问题。

（二）好事造势，坏事解释

1. 时机选择恰当

　　热点问题与民众利益息息相关，事件本身就带有很高的关注度。热点问题新闻发布会召开的时机应该遵循越早越好的原则，尤其是针对负面的事件或者谣言，在互联网时代极易发酵成负面消息，对企业的形象和品牌造成重大的冲击。俗话说："好事不出门，坏事传千里。"这句话用在现在依然不过时，企业就社会关切的热点问题召开新闻发布会，不仅向社会各界传递出真实的信息，而且表明了企业愿意与社会各界分享真实信息的态度。因此，要想达到预期的效果，发布会各个环节和细节都要考虑布置周全。在通信技术发达的当下，互联网是了解企业舆情最好的平台。

2. 材料准备充分

　　在资料收集环节主要是收集市场质疑的焦点问题，针对问题制定新闻发布会的主题，根据热点问题的内容和性质收集国家权威部门的证明材料、企业的处理方案等，以备在现场用证据"讨说法"。收集的材料最好是由第三方部门提供，信源权威，数据准确详细。邀请的嘉宾除了媒体，通常还需要邀请利益相关的社会民众，与群众面对面交流，说服效果会更好。热点问题新闻发布会需要为发言人提前准备备忘录。在现场提问环节，利益相关群体的问题一般会比较琐碎细致，提前预设问题，做好解答准备，可以做到现场临危不乱。

（三）让世界知道你的不易

第一，避免社会各界对热点问题的错误理解。新闻发布会是一种比较正式的发布渠道及方式，因此新闻发布会在传达内容上会更准确、更全面、更及时。企业召开新闻发布会主要是用真诚、负责任的态度，用权威的材料、准确的数据，表明企业的立场和付出的努力。在新闻发布会上，企业相关发言人就热点问题的背景进行介绍，记者就相关问题进行提问，这种面对面的沟通交流可以使信息传播得更真实、更有价值，避免社会各界对一些信息的误解。同时，通过媒体这一渠道将真实的情况传播给社会各界，遏制住谣言的传播，对维护企业形象至关重要。

第二，企业经济效益和社会效应会相应提升和增加。正能量的热点问题，新闻发布会不仅会提升企业的经济效益，还会增加企业的社会效应，让社会上更多的人了解该企业，进而产生企业品牌溢价。负面的热点问题，企业既然有勇气召开新闻发布会，就说明企业已经做好了后续的安排工作。同时，也说明企业愿意就这类问题与媒体以及社会各界分享，不藏着掖着，群策群力，大家共同面对这些问题并想办法解决。

[**案例**] ···

万科集团毒地板事件新闻发布会

2012 年 2 月 16 日下午 4 点，一位网民在网易家居论坛爆料称：万科在 10 多个城市中的上万套全装修房项目中，大量使用甲醛严重超标、劣质的安信品牌地板，甲醛释放量超过标准 5 倍，严重危害人体健康。消息一经爆出，万科就被卷入毒地板事件，成为舆论的焦点。当天下午，万科立即成立工作小组，启动紧急调查程序展开调查，发布关于安信地板质量遭质疑的第一份情况说明，公司专业部门开始启动复检相关方案，并邀请质检机构协助检测。同时，万科把专案工作小组的专案工作计划通报了网易媒体。2 月 17 日，万科关于毒地板事件中涉及楼盘及目前万科方面所进行的调查做出了详细说明，并通过邮件投递到各大媒体的邮箱中，内容涉及向客户交房的一共 29 个项目，所在城市 16 个，当天向全社会公布了项目的详细情况。2 月 18 日，王石发表微博表示：一旦发现产品问题，万科将承担全部责任，维护消费者的权益。即使 1% 的差错，对消费者来说就是 100%。2 月 20 日下午 2 点，万科在深圳市万科总部举行了毒地板新闻发布会，万科高层悉数到场，发布会邀请了所有媒体，调查小组负责人作为新闻发言人对事件做了简单的介绍后，对于媒体提出的关于毒地板的各种质疑问题，万科都做了详细认真的回答。2 月 27 日，万科公布了第一份检测报告，到 3 月 1 日 72 份地板检测出炉，结果显示，只有佛山海畔 7 号楼甲醛超标。万科总经理立刻赶赴佛山向业主道歉，并向业主承诺承担责任。

（摘自 http：//www. a. com. cn/）

分析：万科毒地板事件说明发布会是企业热点事件新闻发布会的成功范本。热点事件新闻发布会能否成功召开主要取决于发布会召开时机和企业的态度两个因素。在时机的选择上，万科并没有在事件发生的当天、事件材料准备并不充分的情况下匆匆召开新闻发布会，而是在万科通过网络媒体平台进行情况说明、获得市场对此事件的态度倾向后召开了发布会。在发布会现场，面对众多媒体的发问，参加发布会的高层董事长王石、总经理郁亮等都做了诚恳的回答，不回避、不逃避，也并没有将责任推卸给安信地板商。新闻发布会的气氛严肃而不沉重，博得了现场媒体人的好感。万科身陷舆论危机，与媒体紧密联系，召开发布会，积极发声，开诚布公，负能量事件树立了负责任的正能量形象，打赢了漂亮的舆论反击战。

五、产品信息新闻发布会

企业有新的产品问世时，可以有很多种方式向市场推荐。召开新闻发布会是其中较为正式和效果较好的一种方式，尤其在一些产品本身科技含量较高或需要专家指导使用的情况下，召开新闻发布会更是一种较为有效的宣传方式。产品信息新闻发布会的核心工作是做好产品性能的演示。在发布会现场，工作人员可以布置产品体验区，展示产品立体的演示模型。邀请的嘉宾不局限于记者，还可以邀请技术发烧友、业内同行，以形成一种开放式的状态。

（一）对产品的品牌营销

产品是指具有某种使用价值，能满足人们某种需求，提供给人们消费的任何东西，包括有形的物质产品、无形的服务和观念或它们的组合。从企业角度来看，产品是企业的核心竞争力，在企业产品日益同质化的现实下，企业的竞争已经从价格竞争发展到了营销的竞争。产品信息新闻发布会在本质上是一种产品营销的方式，一方面企业可以展现自身的研发水平、产品的性能，进而在业界形成一定的品牌；另一方面企业可以提高自身在社会上的知名度，提高企业品牌溢价。

（二）灵活多样，双向互动

1. 传播方式的复合性

产品信息新闻发布会是一种复合性的传播方式，需要综合运用多种传播媒介和活动方式。新闻发布会现场不仅可以运用人工讲解、示范，宣传手册、图片、模型、录像、幻灯、广播等传播媒介，而且可以配以特邀嘉宾剪彩等活动方式，从而使产品信息新闻发布会呈现出立体、复合的特点。产品信息新闻发布会作为一种重要的营销宣传方式，其召开新闻发布会的主体部分是新产品性能创新的演示说明。要选择拥有可以播放多媒体视频的大屏幕场地，文本要简洁，视频效果要震撼，讲解员的语气要坚定自豪。作为产品，除了原理的展示，在现场还可以设置产品体验区。

2. 信息交流的双向性

产品信息新闻发布会不仅通过体验区的布置和人员的讲解等向公众传播信息，更要创造条件来收集和了解公众的信息。

产品信息新闻发布会为企业和公众提供了一个双向了解的机会：通过新闻发布会，公众了解了公司和相关行业的最新技术、产品和行业发展的情况，企业也得以了解公众的需求和行业的动态。

3. 娱乐性

产品信息新闻发布会是一种带有娱乐和社交性质的活动。召开产品信息新闻发布会的目的是营销新产品，吸引公众的注意力，加深受众对产品信息或者实物的印象。在参会人员的选择上，可以拓宽人群的范围，除了传统的新闻记者外，自媒体的科技咖、产品发烧友，甚至明星人物都可以成为发布会的座上宾。邀请明星和业界、学界知名人士参加新闻发布会，现场进行抽奖、嘉宾和粉丝互动节目、现场表演，既活跃了气氛，借助明星的影响力和知名度，让产品新闻发布会成为新闻报道的好题材，又大大拓宽了产品的关注人群的范围。

（三）让世界知道你的努力

第一，产品信息新闻发布会是企业展示实力的重要途径。产品信息新闻发布会不外乎新产品和新服务两个主题，发布会的目的非常明确，就是向全社会公布自己的新产品，让人们关注新产品，突出体现产品的新功能、新特性。

第二，企业举办产品信息新闻发布会，展示了企业的产品创新能力，是企业研发能力较强的表现。一般来说，越是行业领域内领先的企业，其研发能力越强。而研发能力在很大程度上就体现在新产品的数量和性能上，企业就新产品召开新闻发布会，既向社会各界展现了企业自身的实力，又显示了企业在行业内的地位。

[案例] ···

2017 米家新闻发布会

2017 米家年度新闻发布会在北京召开，米家发布了三款重量级新品：米家 150 英寸激光投影电视、九号平衡车 Plus、米家声波电动牙刷。小米负责生态链副总裁刘德宣布了两件大事：小米生态链已获 116 项工业设计大奖；新品发布会上千人到场，形成强大的宣传网。

分析："米家"是小米在北京发布全新的生态链品牌，专门承载小米供应链产品。成功的电子产品信息发布会抓住两个关键点：酷炫个性和互动性。发布会突破以往产品发布会重视技术原理讲解、轻性能应用实际效果展示的传统，运用可视化的方式将新技术应用的想象力进行了展示，大大体现了黑技术的酷炫，符合小米品牌产品的定位，项目负责人在大屏幕上图文并茂地回顾了产品技术优化升级的历史，让市场惊艳的同时又做了一次关注度极高的宣传。发布会现场的互动环节，企业为参会人员提供了试用设备，为米粉、科技迷等爱好者提供了相互交流的机会，也为企业提供了适用体验的评估数据，形成了良好的会场气氛。

六、 突发事件新闻发布会

（一）对事件进行有效引导

突发事件包括正面的新闻事件和负面的新闻事件。这里所讲的突发事件主要是指那些造成了重大的人员伤亡、重大的社会影响后果的事件。突发事件因为其突发性，是企业没有预料到的事件，这就导致企业在召开新闻发布会之前没有充分的准备时间，会处于一种很仓促的状态。而且突发事件一般都很敏感，因此，企业相关负责人员在准备召开突发事件新闻发布会时所面临的心理压力会特别大，一方面要准备好新闻发布会；另一方面又要处理好自身的心理压力，对企业相关负责人来说是一项很大的挑战。

突发事件的新闻发布会往往不会是一场，随着事故现场抢救的变化，新闻发布会的数量也会增加，这对新闻发布会的发言人而言是一次体力和智慧的考验。另外，现场的秩序和安全也是突发事件新闻发布会的重中之重，需要企业和安保部门做好联动工作。

（二）主动发声，闭环管理

1. 反应快速、发声及时

企业就突发事件召开新闻发布会，在发布会召开的时间选择上要把握快速的原则，最好是在事故发生 24 小时以内，并根据工作进展情况，持续发布权威信息，在一定程度上占据心理上的主动权，为后续突发事件的处理赢得时间。尽管突发事件的发生具有偶然性，企业可能也不像媒体能最先获得一手资料，但是即使在对事件的基本情况了解得不是很清楚的情况下，企业也可以在新闻发布会上表明公开公正、负责任的立场。但企业相关负责人员必须在该突发事件发生后牢牢掌握新闻发布会的主动权，掌握事件主题的主动权，引导该事件的传播方向和传播主题，引导社会各界对该事件关注点的转移。

首先，相关负责人要及时召集企业相关员工开会讨论，在最短时间内商量出解决方案，为该突发事件确定一个主题。

其次，企业相关负责人要及时发声，及时控制该事件的传播，同时公布企业就该突发事件做出临时处理决定，通过媒体传播企业的处理文件及决议。

最后，企业勇敢做出表态。在突发事件新闻发布会上，企业除了公布自身的决议和后续的安置工作外，更重要的是做出一种姿态，要对该类突发事件进行表态。在以后的工作中想办法避免该类突发事件的发生，同时严格企业管理流程，确保在企业以后的工作进展中不再发生此类突发事件。

在现实情况中，有很多企业对突发事件采取逃避的态度，进而雪上加霜，对事件的处理没有任何帮助。因此，当发生突发事件时，企业必须有所担当，要积极承担企业在该突发事件中的责任，不可逃避。应勇敢应对，想尽一切办法弥补损失，维护好企业形象。

2. 发言人权威亲和

记者招待会的主要发言人一般应由企业相关部门负责人担任，因为其熟悉企业的全面情况，说话具有权威性。另外，新闻发布会的主要发言人还必须具有较强的语言表达能力。发言人应提前确定新闻发布会的基调及说话方式。对于突发事件，企业更应该在有限的时间内及时确定好新闻发布会的基调及说话方式。说话方式不仅包括企业相关负责人员应该说什么、不应该说什么，而且包括应该用什么语气和动作来表达。企业相关负责人必须在很短的时间内将这些事情确定下来。

3. 指定独家的新闻发布媒体

突发事件发生后应该指定一个发布信息的权威媒体，可避免因多种声音、多个口径对外造成公众的困惑从而加重公众的不信任感。媒体是一把"双刃剑",应用得当的话可以为企业带来无形的价值。企业必须定期与媒体界进行沟通,就该突发事件的最新进展公布于媒体,同时听取记者朋友们的一些看法,并向记者解释企业解决突发事件的一些具体思路,做到与媒体信息分享,向媒体公布具体内容。这样可以减少彼此之间的误解,对该突发事件的传播也有积极意义。

4. 新闻发布会的连续性

突发事件往往社会影响深远,需要数天持续地召开系列新闻发布会。企业突发事件不同于企业其他的事件,突发事件本身就是企业没有预料到的事件的发生,事件呈现一个动态的过程,因此,企业需要持续召开系列新闻发布会。每一场新闻发布会结束后,企业相关负责人员必须及时跟踪社会各界对该突发事件的反应,包括媒体的看法、业界同行的看法以及社会公众的看法。同时将这些看法收集起来,与相关人员定期进行沟通交流,就不同的观点进行分析,并在新闻发布会上及时说明,引导社会各界就该事件形成一个理性的看法。

(三)让世界知道你的担当

第一,突发事件体现了企业的危机公关能力。在突发事件发生后,企业及时就该事件召开新闻发布会,一方面可以占据心理上的主动权，第一时间告诉社会各界事情的真实情况，企业的解决方法，以及后续的安置处理工作；另一方面企业第一时间召开新闻发布会，也说明了企业对该事件负责任，不逃避，保证了社会各界的知情权。

第二，召开突发事件新闻发布会可以及时遏制住谣言的传播。互联网的发展使信息的传播速度更快，企业及时就突发事件召开新闻发布会，发表企业决议，积极面对该突发事件，就可以稳定人心，防止事件的恶化，为企业赢得处理突发事件的时间，进而使事件朝着企业可控的方向发展，避免站在舆论的对立点。

［案例］ ···

天津滨海新区瑞海公司爆炸事件新闻发布会

2015年8月12日晚11点多，天津滨海新区瑞海公司危险品仓库发生爆炸，造成112人死亡，吸引了全社会人民的目光。在事件发生4小时后，8月12日凌晨3点52分，天津市政府仅仅在其官方微博"天津发布"简单发布了一条信息；1分钟后，第二条信息发布，内容为领导在现场。2015年8月13日16点30分，天津市政府召开了第一场新闻发布会。市公安消防局局长周天，滨海新区区委副书记、区长张勇，市卫计委副主任王建存，市环保局局长温武瑞出席发布会。发布会现场，参会的地方政府官员和企业代表既没有对现有的事故调查结果和搜救工作进行说明，也没有就任何后期安抚工作提出预案，面对记者提问，答非所问。

分析：天津爆炸案新闻发布会失败的原因是多方面的。无论是 8 月 13 日召开的第一场新闻发布会，还是后面的几场发布会，都存在企业回避事故责任的问题。在新闻发布会现场，赶到现场的新闻发言人因为不了解事件发生现场的相关情况，很多领导面对记者的提问，要么失语，要么一问三不知，非常被动和尴尬。甚至没有说明政府应对重大突发事故的应急预案，包括如何应对、应对的步骤、什么人负责做什么工作等，加剧了很多市民的恐慌感。新闻发布会现场的组织工作做得也不尽如人意，记者的提问散漫、没有秩序。此次事件后，无论是天津市政府还是企业形象均极大受损。

第三章

召开新闻发布会有哪些基本原则

在新的历史条件下，传媒在很大程度上引导着人们的行为和思想，日益深刻地影响着人们的生活方式。任何企业要树立自己的良好形象，赢得社会消费者的支持，实现自己的经济目标，都必须善用传媒，正确引导舆论，使消费者了解自己的经营理念和营销方案。

新闻发布会作为企业公关的重要形式，是企业展示形象的重要机会，必然也有其应当遵循的基本原则。本章参考了新闻的基本原则和危机公关 5S 原则（包括承担责任原则、真诚沟通原则、速度第一原则、系统运行原则、权威证实原则），将企业新闻发布会召开的基本原则总结为四个方面，分别是时效性原则、真实性原则、权威性原则和创新性原则。

一、 时效性原则

时效性是新闻的最基本特性之一，沿用到新闻发布会上，则体现为三个方面：第一，重大事件或突发事件中，要抓住"第一时间"，及时对事件做出反应，表明立场态度以防止谣言产生、事件恶化；第二，在产品上市、品牌宣传等活动中，要把握住召开新闻发布会的最佳时机，以达到借势造势的目的；第三，我们还需要结合考虑媒体特点、产品特性、行业活动等因素，找到召开新闻发布会最佳时机的方法。

（一）抓住"第一时间"

在当今的"两微一抖"（微信、微博、抖音）时代，信息传播已进入"秒杀"模式。危机一旦出现，各种消息就会飞速传播，往往导致舆情像病毒一样瞬间爆发，为危机推波助澜。

因此，要牢固树立"第一时间"原则。"第一时间"原则也称为"黄金一小时"（Golden Hours）。就新闻发布而言，大多数人在接受信息时有"先入为主"的趋向。换言之，人们更愿意接受第一时间得到的消息。如果人们首先接受的信息是"地球是方的"，再说"地球是圆的"，当然会遭到反对和抵制。企业向公众传递消息的速度，其实是企业对危机的反应速度的一种象征。它说明应急的预案已经启动，事态正在逐步得到控制，这一点在"新闻以秒来计算"的社交媒体时代尤为重要。如果公众没有得到任何消息，人们就会认为企业未能对危机做出及时的反应，从而对企业失去信心，而这种公信力是需要企业付出百倍的努力才能挽回的。

在日常生活中，常常强调"第一印象"的重要性。同样的道理，危机传播也应遵循"第一时间"的规则。不能等到问题全部搞清楚以后才发布信息，重要的是向公众表明企业的立场和态度——企业关注着危机，并且已经启动了相应的机制来处理危机。在具体操作中，"第一时间"或"黄金一小时"意味着危机爆发后，企业能够迅速做出反应，通常的做法是以网站、微博、微信等"微发布"形式发布简短声明表示关注，再由发言人召开新闻发布会以散发正式的新闻通稿、回答记者提问的形式传递深层次的信息。在社交媒体时代，任何未能及时发布的信息——无论它怎样的天衣无缝——都会成为所谓的"零信息"或"无效传播"。

现实中常常会看到这样的现象：当谣言已经上了跑道，真相还在穿鞋；当真相上了跑道，谣言已经传遍天下；当真相传遍天下的时候，许多谣言以及形成的理念已经深入人心、根深蒂固。仅仅因为没有把握住时机，给企业造成了许多难以挽救的问题。

俗话说"好事不出门，坏事传千里"，又有语云"时间就是金钱，时间就是生命"，尤其在当今的新媒体时代，掌握新媒体的每个人都是发言人，甚至被称为自媒体，事件会以病毒裂变的速度进行不可控制的传播。突发事件发生后，时效性是发言人掌握的第一原则，发言人应该在记者到达之后的第一时间，赶在媒体发出第一篇报道之前，公布消息，做出回应，引领舆论的走向。因为此时此刻，媒体记者、公众和政府部门都在关注当事方第一时间做出的反应，并企图从中寻找该企业或组织处理此事的做法和立场。

[案例] ···

和颐酒店女生遇袭事件

2016 年 4 月 5 日晚间，一则"和颐酒店女生遇袭"的帖子在社交媒体上风传。帖子作者表示，2016 年 4 月 3 日她在如家旗下的和颐酒店入住时，遭到一名陌生男子的暴力袭击，险遭劫持。此事迅速刷爆了朋友圈，登上了网络热搜榜，演变成"如家"品牌的一场公关危机。

　　然而直到事发 60 个小时后，"如家"才举办了一场新闻发布会。发布会吸引了很多媒体记者争相前往，希望可以得到更多、更深入的相关信息进行报道。万万没想到，新闻发布会没有如约按时举行，而是在推迟 5 个小时后，酒店的新闻发言人才姗姗来迟，而且发言只有短短的 5 分钟便匆忙结束。任凭记者们如何追问，都是"无可奉告"。更让在场媒体记者大跌眼镜的是，酒店新闻发言人连发言稿都没有打印，直接看着手机念电子稿。

　　分析：和颐酒店在事情发生 60 个小时后才召开新闻发布会，违背了时效性原则，给事件的恶化留下时间，也给舆论的发酵、传播留下了充足的时间。依据各个不同时期的新闻传播速度，危机的处理时限也在变化：在报纸时代，由于新闻从采编到印刷需要一天左右的时间，企业在危机发生 24 小时后处理尚算合理。随着传播媒介的进化，电视时代须在 4 小时内对危机事件进行处理。而移动互联网则进入"秒杀"的时代，危机发生即被公众知道，这对企业的危机处理时限提出了极为严苛的要求，像和颐酒店这样 60 个小时的拖延是难以被舆论忍受的。

　　毋庸置疑，这场新闻发布会简直可以说草率不堪。到场的记者在写报道时几乎都把重点放在了新闻发布会的种种不是上。而广大受众看到新闻报道时注意力也更多地集中到了新闻发布会本身，至于新闻发言人在会上的道歉内容，则根本无人理会。由于弄巧成拙，"如家"的这场新闻发布会非但没有扭转危机局面，反而使"如家"多年来苦心经营的公关形象轰然倒塌，毁于一旦。

值得一提的是，如果记者不能从当事者方面打听到消息，他们就会想方设法从相关的熟人、竞争对手，甚至保安等处打听消息，还经常根据这样的道听途说或片面的消息进行大肆报道，这样所产生的负面影响是短时间内难以消退的。

小贴士

应该召开紧急记者招待会的几种情况：

（1）事故、事件中有死亡或者受伤者时；

（2）经理或者高层管理者被捕时；

（3）出现公害、环境污染的谣传，人们担心的呼声扩大时；

（4）出现缺陷商品、产品时；

（5）大量媒体突然到来，不能一一应对时。

（二）把握最佳时机

在这里必须强调，新闻发布会同时也是一种传播活动，目的是使传播功效最大化，起到宣传、销售的作用等。除了应对突发事件，也有不少新闻发布会是针对新产品发布等重大战略事宜。新产品上市对媒介进行公关，首先要把握时机。

公共关系传播的主要途径是大众传媒，大众传媒具有公开、快速、娱乐性强、社会权威性大以及轰动效应等特点，所以一般都是进行公共关系传播的首选手段，具有"时效性"的新闻才具有高度的新闻价值。在新闻界盛行一个词，叫作"抢新闻"，新闻是抢出来的。因此，在利用大众传媒制造新闻事件时，要把握好时机。

笼统来说，适于召开新闻发布会的时机包括公司及产品（服务）已成为某类公众关注问题的一部分、公司或其成员已成为众矢之的、新产品上市、开始聘用某大腕明星做自己的广告代言人（记者有时对广告不感兴趣而是觉得代言人值得关注）、公司人员重大调整、扩大生产规模、取得最新记录的销售业绩等。

当然，把握最佳时机还包括在时间选择上避开与发布内容不相关的重要政治事件和社会事件，因为媒体对这些事件的大篇幅报道任务，会冲淡企业新闻发布会的传播效果。另外，在具体考虑新闻发布活动的召开时间时，还要适当照顾各类媒体的发稿时限。例如，报纸的截稿时间，电视主打新闻节目的截稿时间，都要配合电视、网络直播做连线互动等。如果预留的时间太短，记者可能只能提供简讯式稿件，很难写出高质量的稿件。

（三）确定最佳日期

除了对新闻发布会召开的速度、时机的把握，公关经理还需要考虑新闻真正在媒体上出现的时间，必须是针对所谓的新闻封锁日期，及时、适时地做出决定。

新闻封锁日期是指记者将新闻撰写并刊登出来传递给公众的时间，它是确定新闻发布会举办日期时需要参考的最重要标准之一。那么，确定新闻封锁日期的标准又是什么呢？

新闻封锁日期主要是由企业召开发布会所要达到的目标决定的。确定新闻封锁日期时需要考虑以下 6 个典型的因素。

1. 产品的可获得性

如果企业的发布会与产品上市有关，则产品的可获得性对确定新闻封锁日期起着重要的作用。如果太早公布新产品的消息，则会影响现有产品的销售情况；太晚公布，则会导致有关产品上市的新闻报道滞后。

2. 客户的购买习惯

新闻封锁日期与客户的购买习惯存在着高度的相关性。若客户购买产品的决策周期长（如价格昂贵，需经过采购审批的产品），则应于新产品真正投放市场之前重点宣传此消息。但对于大多数消费品来说，购买决策周期一般都较短，所以其新闻封锁日期应与产品上市时间保持紧密的一致性。

3. 竞争对手的行动

新闻封锁日期还依赖于竞争对手的行动。由于竞争对手的压力，公关经理可能需要改变初始计划，被迫将新产品提前投放市场，企业不得不跟随其他商家，采取快速、强势的行动，以便保持销售顶峰、稳住市场占有率，并且阻止对手进入本领域。相反，如果缺少竞争，新产品投放市场的时间可以比计划时间稍晚，这样可以集中精力宣传企业现有的产品。

4. 行业内重大活动

公关经理可将新闻封锁日期定在与行业盛会（如大型会议或贸易展览会）相一致的时间。但是，在行业盛会上举办发布会是一把"双刃剑"，一方面可以借机拥有大量的观众，但另一方面也会出现其他诸多新闻相竞争的局面。

5. 目标媒体的预定期

预定期是指从记者获得新闻至新闻刊登出来的这一段时间。确定封锁日期时应当明确目标媒体的预定期。一般来说，新闻刊物将会于下一期刊物出版日期前几周就确定内容。刊物的出版日期对新闻封锁日期有着重大的影响。不过在互联网高速发展的今天，消息传播十分便捷，网络刊载的预定期会更自由些。

6. 主办企业的规模

对于大型企业而言，经常面临着协调企业国内外沟通事宜的挑战，必须避免发生企业内部不同分支机构同时举办竞争性新闻活动的现象。若有记者同时收到同一个企业不同活动的邀请，那会是相当尴尬的一件事情。

二、 真实性原则

真实是对客观世界的客观反映，不掺杂主观因素，也不掺杂任何虚伪和矫情。真实包括对客观世界的了解和表达，也包括对自己不了解的东西、了解了而未被授权表达的东西以及自己内心活动情况的真实反映，概括来说就是"知之为知之，不知为不知"，这是真实的全面含义。

当然，根据工作需要，新闻发布不可能对记者"倾囊而出"，没有授权的可以不说，但不能说假话，更不可以遮掩和蒙骗。同一个新闻事实，发布人可以选择怎么讲、讲什么，但是所讲的每句话都应该真实，从整体上衡量也应符合事实原貌，否则将会带来不良的后果。对于把握不准的事情，不要不懂装懂。一旦做出失实回答，再多的解释也于事无补。对于已经出现的错误，不要隐瞒和撒谎，要勇于承认错误，并解释纠正错误的措施和进展情况，尽可能取得媒体的认同和公众的谅解。发布内容要针对发布主题反映真实情况、表明真实态度、主动引导话题。

　　真实是新闻发布会永恒的生命。苏联著名作家、诺贝尔文学奖获得者索尔仁尼琴说过，一句真话比整个世界的分量还重，说得痛彻入骨，说得刻骨铭心。真实对于新闻发布会来说是一条永恒的原则，而现实中的许多新闻发布会恰恰在真实上犯了错误。

（一）以真实树立品格

　　新闻发布内容的真假直接关系到企业的品格。古人云："人无信而不立。"企业如果失信，则更加让公众无法容忍。"德盛者其群必盛，德衰者其群必衰。"对一个品牌、一家企业来讲，诚信是灵魂、是生命、是生存和发展的永恒动力。失去了诚信，企业必将衰亡。

[**案例**] ··

雷克萨斯"脚垫门"事件

　　2009 年 8 月，美国发生丰田品牌车雷克萨斯突然加速导致四人死亡的事故。在美国施加的压力下，时隔两个月丰田才做出判断，认为事故原因是"没有使用纯正的脚垫"。直到 11 月底，丰田才决定对凯美瑞、普锐斯等 8 种车型共 446 万辆汽车进行自主修理，此次事件被媒体称为"脚垫门"事件。

2010 年 1 月 21 日、27 日，丰田汽车因油门踏板问题，在北美召回 339 万辆问题汽车；1 月 26 日，暂停在美国销售 8 款车型；1 月 28 日，天津一汽丰田汽车公司宣布，自 2 月 28 日开始，召回 75552 辆 RAV4 车辆；1 月 29 日，欧洲市场惨遭"牵连"，180 万辆汽车被丰田召回。截至 2010 年 2 月 1 日，丰田累计召回汽车总量已达 720 万辆，甚至超过了其 2009 年全球 698 万辆的汽车总销量。

当危机已演变成难以收拾的局面时，丰田副总裁佐佐木真一才于 2 月 2 日出面道歉，丰田章男随后于 5 日召开记者招待会道歉并说明情况。但令人遗憾的是，佐佐木真一坚持认为刹车失灵是"感觉问题"，丰田章男则坚持制动系统没有问题。这很难让消费者信服，以至于危机的冲击越来越大。

分析：在这次风波中，丰田绝对不是无辜遭到美国打压，而是在很大程度上咎由自取。丰田偏离了日本企业精神的核心，那就是品牌第一，消费者第一。日本企业强调诚信，如今丰田无视消费者投诉，隐瞒错误，拖延处理，让充满危险的汽车行驶在道路上，这当然是引发公愤的行为。危机发生后，丰田内部保护来自创业家族总裁的呼声很高，认为丰田章男不宜直接面对记者，以至于丰田章男迟迟没有出面解释。在危机处理上也是避重就轻，令人难以信服。

人不可能不犯错误，企业也一样。坦诚地承认错误，承担责任，实事求是地改正错误，真诚地与公众进行沟通，这是企业起码的品质，也是社会公众对企业的要求。

（二）以真实破除谣言

由于"不确定性"是危机的本质属性之一，因此，"谣言"是"危机"的副产品，是危机期间的新闻发布需要关注的重点。在全球传播的时代，谣言的传播已经达到了无远弗届的程度。

[案例] ………………………………………………………

中国石化"非洲牛郎门事件"

中国石化的"非洲牛郎门事件"就是谣言借助网络和社交媒体在传播速度和效果上产生"滚雪球"效应的真实写照。2012 年 12 月 30 日晚上网络上出现一篇帖文——《俄罗斯艳女门续集：爆中石化女处长受贿上百亿》，爆料称安捷伦公司在中石化武汉乙烯项目中，利用非洲"牛郎"色诱招标公司中石化国际事业公司的一位女处长，进行暗箱操作，在评标过程中让安捷伦非法降价 30 万美元低价中标，迫使他们同意将中标方案中一套价值 80 万美元的软件换成成本不足 10 万美元的软件，最终，安捷伦不仅非法中标，还多赚了 40 万美元。

分析：中国石化集团在这件事的处理上十分果敢，坦诚地用真相与谣言斗争。第一步就是"报案"，并同时发消息说该女处长已经向派出所报案。但是舆论并未停止，甚至有了进一步恶化的趋势。接着，第二步是"起诉"，作为企业主体，中国石化短时间内没有办法找到造谣者本人，于是就起诉了刊发消息的 IT 商业网和中华网。如此一来，民众觉得他们如此有底气地诉诸法律，开始对之前的消息产生怀疑。之后，当散播谣言的傅学胜被上海警方以涉嫌诽谤罪刑事拘留后，被诽谤的女处长张女士也接受了电视采访，揭开傅学胜因竞标失败而造谣报复的真相。

至此，中国石化牛郎门事件真相大白。2013 年 9 月，女处长状告网站传谣索赔一案在朝阳法院开庭审理。10 月 23 日，法院宣判 IT 商业网和中华网侵权成立，两家网站的主办公司向张女士公开道歉，并分别赔偿 3 万元和 1.5 万元。

"坦诚开放"是应对谣言的基本原则，也就是常说的"谣言止于公开"。1947 年，美国社会心理学家奥尔波特和波兹曼在其合写的经典著作《谣言心理学》中提出的公式："谣言 = 显著性×模糊性"，直到今天仍然有极强的现实意义[①]。所谓"显著性"，是指谣言的传播范围、强度、时长和与受众的相关程度。因此，在应对谣言时，发言人要设法降低乃至于消除谣言的显著性。所谓"模糊性"，是指谣言本身可能产生的不同解读。依据这一公式，就能理解为何简单的否认不能制止谣

---

① G. W. Allport, L. Postman. *The psychology of Rumor* [M]. New York: Henry Holt, 1947.

言的传播，反而有可能增加其模糊性。因此，发言人要借助有说服力的数字和细节来澄清谣言。[1]

当然，坦诚和开放并不意味着什么话都说，或者在时机不成熟的时候发布信息。发言人应当采取务实的态度来对危机事件做出回应。如果所在组织不允许发言人发布信息或者做出评论，擅用外交辞令，应当向公众解释此时为何没有可供发布的信息（如信息还有待核实，相关部门还没有得到发布信息的许可等）。总之，要让媒体和公众明白，在危机期间谨慎行事，可以确保救援工作万无一失。在解释过程中，尽量避免使用专业术语或者模棱两可的委婉语——这样往往会让人觉得缺乏诚意，也可能会加剧公众的不安全感。

---

[1]　上海交通大学媒体与设计艺术学院教授张国良在此基础上提出：流言速率 = 事件重要性 × 事件模糊性 × 技术先进性 ÷ 权威公信力 ÷ 公民判断力，这个公式考虑到了新媒体技术的发展和公民媒介素养的提升，更符合当今的传播生态。

三、 权威性原则

（一）形式的权威性

新闻发布会是发布信息的一种重要形式，具有权威性高、公开面广、互动性强的特点，常用广播、电视和网络直播，便于与诸多新闻媒体直接双向交流。一般来说，对所有具有采访资质的媒体开放，准备程序相对复杂，发布要求较高。只有当发布主题足够重要、内容足够丰富、对记者具备足够吸引力时，才适合召开新闻发布会。

作为企业与媒体建立和保持联系的一种比较正式的形式，与向媒体提供新闻稿相比，召开新闻发布会不仅更隆重，而且记者可以在会上就自己感兴趣的问题和认为最佳的角度进行采访，也可以促使双方的联系和合作更加紧密和默契。对企业来说，这的确是一个搞活企业与媒体关系的重要工作之一，也是传播各类信息、促进媒体客观报道行之有效的手段。然而，由于企业对信息传播的科学规律认识不足，导致企业在新闻发布会的策划、实施过程中存在不少误区。

最明显的是，随着企业和国人公关意识的不断加强，新闻发布会从来没有像现在这样受欢迎，也从来没有像现在这样普及。人们仿佛一夜之间认识到了新闻发布会的价值，于是各种各样的新闻发布会一哄而上，搅得整个社会沸沸扬扬。这不仅影响新闻发布会的实际成效，而且严重的更直接影响到企业的品牌形象，从而使企业得不偿失，"赔了夫人又折兵"。

如果想要获得人们持续的信任，就不要空喊："狼来了！"策划新闻发布会也不要放空炮，否则会使企业的信誉——关乎媒体对企业的态度——承担风险。不要让媒体感到参加本来可以由其他形式代替的新闻发布会是浪费时间。爱德曼国际公关公司（Elderman PR Worldwide）执行副总裁兼总经理嘉斯夫（Joseph B. Mcnamara）认为，是否召开新闻发布会应取决于它是否值得召集各地记者情愿而来。记者得到的不应该只是趣味性的故事，还应该包括信息。

对于企业的新闻发布而言，它的新闻性更突出地体现于重要性和权威性，即它不仅是受众想知道、感兴趣的，还必须是能对社会生活产生重大影响的、最准确无误的新闻。召开新闻发布会是企业对外宣传的重要形式，通常是因为企业有重要新闻需要向外发布而采用。例如，企业要举行重大活动，项目签约、新厂开工投产、新产品上市等。同时，当企业遭遇突发事件、面临危机时往往也要召开新闻发布会。

企业新闻发布工作的宗旨大致体现为以下 3 个方面：

（1）利用新闻发布机制对重大新闻、突发事件和新闻热点进行快速回应，平息公众的恐慌或不满情绪，传递正能量，消除各种负面信息和言论的影响，凝聚社会共识，创造良好的舆论环境。

（2）利用新闻发布机制和公众充分沟通与交流，讲好品牌故事，传扬品牌精神，获取舆论主导权，产生影响力，赢得公众的理解与支持。

（3）进行有效的媒体关系管理，借助各类媒体（包括社交媒体和自媒体）进行公关活动，提升企业声誉，打造市场品牌。

不同于广告、整合营销等公关策划活动，企业以新闻发布会的形式发布组织信息，其形式比较正规、隆重，而且规格比较高，有极强的权威性。企业进行公关活动策划时，应该根据事件的类型选择最恰当的一种或多种形式，以达到资源配置优化、传播功效最大化的效果。

越是大型企业越应该注重新闻发布会的开展，因为其往往是行业的风向标，并且具有更大的社会影响力。2014 年 12 月 25 日，国资委新闻中心联合人民网舆情监测室共同发布了《2014 中央企业新闻发言人研究报告》，对该年度中央企业新闻发言人的工作进行综合评判。报告根据测评结果，对改进中央企业新闻发言工作提出 4 条建议：重大突发事件中，新媒体不能代替新闻发言人；沸腾舆论中，新闻发言人须"守土有责"；央企监管部门要建立完备的新闻发言人服务体系；加强体系化培训，增强企业新闻发言人实战（履职）能力。这是对新闻发言人制度的重视，也彰显了新闻发布会的权威性地位。

（二）内容的权威性

企业不能既当裁判员，又当运动员，"自证清白"是违背常识的。如果企业的新闻发布只有一个信源，总是自说自话，就容易陷入"自证清白"的困境，受众就会变成"老不信"。在微博时代，"第三方传播"的重要性日益凸显。传播学认为最可靠的是"第三方传播"。美国之所以建那么多"智库"，就是为了提升传播的有效性。美国政府不是只由自己来讲自己的政策，而是通过智库等相对独立的"第三方"来强化传播的公信力。如果信息的来源不是"第三方"，不管做多少"自证清白"的工作，在传播效果上一定是最小化的。开拓"非官方"信源、强化"第三方传播"是每一个企业都要做的事情，必须建立一个在关键时刻能够为自己说话、提升公共传播效果的第三方机制，可以包括专家学者、公民意见领袖等。

除了参与发布会现场，对于专业性较强的问题，我们还可以邀请相关权威的专家加入新闻发布会策划中。运用他们更为独特的专业眼光、更为权威的专业知识，为发布会出谋划策，提供有力的专业理论支持，使策划内容更具知识性、理论性、专业性、科学性。在新闻发布会策划时，也可以直接考虑把专家邀请到发布会现场，让专家与记者直接沟通，更加强了发布内容的可信度。新闻发言人并不是每个问题的专家，但要善于运用专业人士的专业性、权威性，巧妙地把发布会转换为"专家论谈会"，记者和各大媒体才能更准确地把握信息、报道信息。

四　创新性原则

（一）形式创新

形式创新包括创新发布会会场设计与布局，要充分考虑不同媒体和记者的心理感受和情感需求，对于发布会的设计、布局要做到以人为本。同时，要创新发布会相关器材的准备工作，运用先进的技术设备和通信设施，使参加发布会的媒体受众感到舒适、方便和实用性强。

在这点上，苹果公司是当之无愧的企业发布会创新佼佼者。苹果公司每推出新一代产品，都会提前确定发布时间，但除此以外再无更多产品信息，使得媒体受众们极度渴望从各种途径获得新产品的消息。苹果的产品保密工作做得非常出色，即便前总裁乔布斯也很会利用年度大会为媒体和消费者创造谈资，在每个新产品发布前引发各界强烈地谈论苹果产品。

苹果公司都会选择充满神秘色彩的剧场进行新产品的发布，公司的前任 CEO 乔布斯作为发言人（这一发布形式也是由他创始的），通过幕剧的形式对产品进行宣传，大大地激起人们强烈的好奇心。让用户体验，第一步是演示，乔布斯（库克也很好地继承了这一传统）不会让你有时间失去兴趣，他通常只花 10 分钟展示一个新产品或新功能，而且趣味丛生。2007 年推出 MacBook Air 的发布会上，乔布斯出现在舞台上，从信封中把苗条的笔记本电脑拿出来。这个简单的动作，比千言万语更令人印象深刻。窒息式的幕剧体验和生动别致的产品展示，让屏幕前的所有人都产生了买一部苹果产品来体验一下的想法。同时乔布斯拥有非常强大的煽动力，他有着传奇的故事，跌宕的人生，以及让人爱恨交织的狠招，这正是乔布斯与众不同的人格魅力。发布会后紧接着的线下体验店展出、开售，实现了让顾客亲身体验企业提供的产品或服务，实际感知其带来的品质和功能，从而促使顾客认知、喜好并购买产品。因此，苹果公司成功地实现了文化、产品、品牌和口碑之间的良性循环。2012 年 8 月 21 日，苹果成为世界市值第一的上市公司。

（二）思维创新

随着互联网和社交媒体的兴起，由专业媒体机构向受众单向传递的"一点对多点"式的"大众传播"（Mass Communication）向"多点对多点"、多项互动式的"大众化人际传播"

（Mass Interpersonal Communication）过渡，"传者"和"受者"之间的界限渐趋模糊。对于"全媒体"而言，"大众"不仅意味着大量的、具有主动选择权的受众，而且还意味着大量的信息生产者。他们合二为一，成为所谓的"参与生产的消费者"（Prosumer）。他们生产和上传文字、图片、视音频、影像等内容，形成了社交媒体平台，逐步取代了专业性的媒体机构，构成了全媒体传播的主体。近年来，在美国先后出现了多种以用户生产和上传内容为主体的社交媒体（"自媒体"），我国也随之出现了本土化版本，如百度百科、新浪微博、优酷网、微信等。

互联网的发展造就了海量的"参与生产的消费者"。尤其是在 Web 2.0 时代，像微博、优酷等"自媒体"（We - The - Media）的蓬勃发展，使大众传播过程中"传者"和"受者"之间的界限完全消失了。公众通过新媒体参与到信息生产和传播的过程中，从而拥有了更大范围的知情权、表达权、选择权和监督权。一言以蔽之，"现代社会"中的被动受众演变为"风险社会"中的独立、主动而活跃的生产/消费者。

[案例] ···

杭州良渚文化村多中心时代产品发布会

2015 年 7 月 7 日，"新良渚，再出发" 2015 杭州良渚文化村多中心时代产品发布会，于良渚文化艺术中心盛大开启，以两大新品为主打的创新性"Y"型发布会独树一帜，首开房地产界先河。良渚文化村联合业界 10 多位全国著名的自媒体大 V 及 100 多位杭州本地媒体，线上线下立体结合，开启全国房产圈内首个线上自媒体品牌发布会。在发布会上，不仅在杭州的参与者可以莅临现场，而且无法到场的人更可通过自媒体平台来参与。

分析：这场发布会，线下良渚新格局的发布有声有色，媒体大号参与线上互动讨论热火朝天，精彩的观点，热烈的互动，及时的传播融为一体，使发布会更加丰富充实，传播力度更广更深刻，令人耳目一新。良渚文化村一反常态，突破了传统发布会对于地方的局限性，全面移植互联网思维，采用自媒体为主体导向形式的新型发布会，充分利用移动互联网的便捷与通达性，让高效、透明、公开的沟通与传播轻松达成。

在今后几年，微博、微信、抖音等新型社交媒体的舆论引导作用还会更加凸显。传播中的"内容层面"和"关系层面"之间的结合会进一步加强。换言之，新闻发布的有效性不仅取决于"说了什么"，还取决于"谁来说，用什么方式来说"。在现有新闻发布会的基础上，企业需要积极创新思维模式，采用更新颖、更高效的方式满足不同层次的受众要求，从而达到更好的传播效果。

NEWS

第四章

企业新闻发布会的核心诉求是什么

企业的新闻发布工作要想取得成功，首先必须明确新闻发布的内容是什么，也就是企业想要让公众知道什么。信息，是企业新闻发布会的核心诉求。因此，在实际操作中，我们需要弄清楚三个问题：说什么，如何说，谁来说。

本章的第一部分，将结合新闻发布会的不同类型，具体分析企业在不同的新闻发布会中应该传达哪些信息，从而回答"说什么"的问题。第二部分，是从新闻发布会的第一受众——媒体的角度出发，结合不同媒体的特点，以寻求能让信息得到高效传播的方式。第三部分，则把重点放在了新闻发言人这一角色上，信息的发布者由谁担任，需要具备什么素质，如何进行培训都是影响信息传播的重要因素。

一、 知道说什么——确定新闻发布会的目的

不同类型的新闻发布会有不同的特性与操作重点，发布的信息也各有侧重。每一场新闻发布会的内容都是独一无二的，但差异中亦包含着共性，于是我们可以从不同类型发布会的性质特点中总结出规律。从新闻发布会的类型及特征出发，可以帮助我们明确发布的内容是什么。内容明确后，重点也就清晰了。

作为新闻发布会的组织者，一定要首先明确发布会的目的是什么，是展示、通报信息，还是释疑、说明情况。在本书的第二章中，我们分析了企业新闻发布会的类型，一共有五类，分别是日常工作新闻发布会、重大事件新闻发布会、热点问题新闻发布会、产品信息新闻发布会、突发事件新闻发布会。而根据这五种新闻发布会的目的划分，又可以将其划分成两类：一类是信息发布类发布会，其中包括日常工作新闻发布会、重大事件新闻发布会以及产品信息新闻发布会，它们是常规的、

有准备的，主要是为了传达对企业有利的信息；另一类是事件应急类发布会，包括热点问题新闻发布会和突发事件新闻发布会，它们往往是突然出现的、广受关注且需要立即处理的，主要是为了澄清对企业不利的信息。

目标清晰了，结合发布会的具体任务就可以将主题确定下来，同时确定最终的标题。一般公司企业除了"新闻发布会"为主题外，也可以采取"信息发布会""媒体见面会"或者"新品发布会"等标题。

在发布会召开之前，企业需要准备好充分的会议材料，口头的、文字的、实物的；录像、表演、图片、表格、地图都可以作为会议材料。包括会议议程、新闻通稿、发言提纲、问答提纲、辅助材料如新产品发布还需要准备产品的说明资料等。发言提纲是发言人在新闻发布会上进行正式发言时的发言提要，也是企业向媒体和公众交代这次发布会的主题和中心内容。发言提纲既要紧扣主题，又必须全面、准确、生动、真实。其中发言人参考使用的发言材料一定要全面反映情况，准确表述立场，并经领导审定、统一口径后方能公布。问答提纲是为了使发言人在现场正式回答问题时镇定自如，事先对有可能被提问的主要问题进行一定的准备，这样既节约时间，又能回答得更充分和准确。

下面我们就来看看这两类发布会的准备材料中包括哪些信息。

（一）重大事件新闻发布会

重大事件新闻发布会是为了就重大事件活动，向公众宣告，从而达到自我宣传、影响行业风向或公众舆论的目的。在发布会召开前，首先要明确企业将要发布的内容。任何一位发言人都要准确无误地传达这些信息，不能随意转移话题，不能冲淡信息，更不能在发布会上发布其他的信息。根据发布的内容确定该场发布会的重点。重点的确定是灵活变动的，但重点不宜太多，太多会造成新闻发布会重点不突出，新闻发言人也不能更好地把握发布内容。经验不足的记者写报道时会抓不住问题，突出不了重点，影响发布会的效果。

重大事件新闻发布会的内容是与召开发布会的目标相关联的。在由企业主导的信息发布类发布会中，企业可以根据想要达到的目的效果来设定发布会的主题，然后清晰地传达给媒体大众主题是什么，企业这样做的原因何在，后续会采取什么措施，从中突出信息将对公众的影响，从而实现发布会的预期目的。

重大事件新闻发布会的发布重点包括以下几点。

1. 主要内容

新闻发布会的主题是对发布会内容的高度概括，他对整个活动起着纲领性作用。主题设计是否恰当，对活动成效影响很大。明确企业确定新闻发布主题，首先要考虑的是能否明确表达企业需要传递的信息。很多发布会主题不知所云，降低了发布会的吸引力，如有的企业将产品信息发布会取名为"北京之夜"，使媒体很难弄清楚企业的真正意图。因此，企业新闻发布会的主题一定要开门见山，直接说明同生产和经营有关的问题。主题若含糊不清，容易引起新闻媒体的误解；其次主题要精简。主题多了，容易分散注意力，影响传播效果。主题一旦确定，就要通过各种方式加以强调。

2. 主要作用和贡献

主题事件带来的结果或影响，是更深一个层次，小到直接消费者，大到整个行业，甚至是经济市场，都可能将其列为重点关注对象。就日常工作新闻发布会而言，它是企业面貌的展示，每个具体的工作如果能惠及消费者或者社会公众，便是最值得称道的"所以然"。在重大事件新闻发布中，影响问题必然是最受关注的，即使报告中不提，问答环节也肯定会出现，在这个部分可以给出方向性的解答，不必精确细化，在大方向上引领媒体报道走向，也留足余地让媒体发挥。

3. 主要创新点

企业召开新闻发布会的目的，应该是确实有重大的、有价值的新闻要发布，而不是仅仅只为了引起人们的关注。所以，企业应提炼出重大事件中的特色亮点以及主要创新之处。

4. 主要背景

当企业发生重大的人事、战略调整，必然是基于某个特定的背景环境变化，这个背景可以是政府政策颁布变动，也可以是市场经济环境变化，还可以是企业内部发展需要。在信息发布中，交代清楚背景原因，其实就相当于为企业/产品作背书，传达出主题的重要性和信息的权威性。强调这一层次的作用，主要是对于新闻媒体而言的，充分体现了新闻报道的"显著性"原则。不过，真正的内部决策必然包括多方原因，甚至涉及企业内部机密，所以这部分的原因只须选择重要的做说明，做到有所依据即可。

5. 未来趋势

重大事件往往影响企业近期的经营战略以及未来的发展趋势，这也是消费者关注的一个重要方面。一个产品的前景关乎着企业的品牌价值，企业的品牌价值决定着消费者对产品的忠诚度。因此，企业应通过发布会在发布重大事件具体内容的同时，发布该事件对企业和消费者的未来的影响，包括产品的核心技术最新研究成果、企业的战略调整和方向等。

[案例]　·································

2013 年中国石化"碧水蓝天行动"新闻发布会

2013 年 7 月 30 日，由联合国全球契约中国网络主办的

"生态文明·美丽家园"关注气候中国峰会在北京召开。中国石化在会上表示，将开展"碧水蓝天"环保行动，2013 年至 2015 年，计划投入 228.7 亿元，重点围绕污染物总量减排和提标改造、挥发性有机污染物检测与控制、异味治理及环境风险防控等方面，实施 803 个环保综合整治项目。这是中国石化史上规模最广的环保治理行动，也是迄今为止中国企业一次性投入最密集、涉及范围最广的环保专项治理行动。

在这次传播中，中国石化借助全球契约北京气候峰会发布了碧水蓝天环保行动计划。当天中国石化发出"中国石化投资 229 亿启动碧水蓝天环保行动"新闻通稿，并配合采访报道，反响很好。

随后，企业内部在全系统下发通知，各企业陆续推出碧水蓝天行动传播活动，形成了上下合力"大合唱"的传播声势。媒体报道原发报道 223 篇，相关转发 33.9 万篇，传播效果非常好。

分析："碧水蓝天行动"是中国石化的重大事件，也是影响社会环保治理的重要事件。在这项长期的大型行动中，中国石化通过多次发布会配合媒体的报道，包括环保行动计划、投资金额、覆盖范围等重要信息，使碧水蓝天成了中国石化的代名词。对于重大事件，需要造声势并且重复传播，提高事件影响力和企业的知名度。

2018 年中国石油发布《2050 年世界与中国能源展望》

2018 年 9 月 18 日，中国石油经济技术研究院发布 2018 版《2050 年世界与中国能源展望》（简称《展望》）。《展望》指出，在清洁、低碳、高效的能源转型大形势下，我国能源发展新旧动能持续转换，消费端工业部门用能占比将回落，而居民建筑和出行用能将稳步提升，能源需求将从注重经济性转向更高品质的要求。全球老油田产量加速递减，亟待资源发现有所突破。

《展望》指出，未来全球能源需求与经济发展的正相关将逐步减弱，2015 年到 2050 年，全球将以 36% 的能源增长支撑 170% 的经济增长，35 年里消费强度将下降一半，届时清洁能源占比将过半。中国石油规划计划部副总经理张品先指出，实现转型的路径不止一条，但在达到同等环保效果和方便程度的前提下，成本更低是其核心。

《展望》认为，中国天然气黄金发展期将持续至 2040 年。天然气消费增速将在 2020 年触顶，随后增速下滑。2050 年天然气消费量接近 7000 亿立方米，国内产量预计在 3500 亿立方米，其中非常规气将占国内产量的半壁江山。

国家能源局副局长张玉清认为，加大国家勘探开发力度，保住原油 2 亿吨产量。我国资源基础是有的，关键是未动用储量怎么去激活。这必须要政策加码、体制改革、技术创新、节能降本等措施共同发力。（摘自中国石油网消息）

分析： 与其他事件型的发布会不同，该发布会的内容主要发布《2050 年世界与中国能源展望》这一报告。在发布会上，发言人简单阐述了《展望》的背景，如能源消费需求的转变；提出中国石油实现转型的途径，如节约成本是核心；还包括全球石油的挑战对中国石油未来发展的影响，具备重大事件发布会的几大发布要素。公众可以根据发布会的新闻通稿，大致了解中国石油未来能源方向的发展。

国家电网公司发布 2017 社会责任报告

2017 年 2 月 5 日，国家电网公司发布 2017 社会责任报告。这是公司第十三份社会责任报告，也是新时代第一份企业社会责任报告。报告以新理念、新视野全面披露公司 2017 年履行的社会责任，推进可持续发展，追求综合价值最大化的意愿、行为和绩效。

2017 年，公司深入学习贯彻习近平新时代中国特色社会主义思想和党的十九大精神，坚持新时代企业社会责任的新方向，履行新时代企业社会责任的新使命，承担新时代企业社会责任的新任务。

报告聚焦履责核心，梳理履责议题，把握履责关键，强化履责根本，明确了全面加强党的建设、高质量发展、本质安全、卓越管理、创新驱动、优质服务、振兴乡村、员工成长、互利共赢、企业公民、绿色环保、服务和推进"一带一路"建设、透明运营 13 项重点履责主题。报告亮点突出，具有六大特点：一是主题呈现履责重点，以履责意愿、履责行为、履责绩效、履责承诺为框架，首次在报告中设置 13 个履责主题。二是实质性议题展现履责行动，全面展现了公司重要履责行动的标志性事件。三是创新版式再现履责内容，突出核心绩效内容。四是可视化数据表现履责绩效，直观披露了公司 13 类 335 项综合指标。五是国际对标体现可持续发展，对标联合国可持续发展目标（SDGs）、社会责任国家标准（GB/T 36001—2015）等国际国内标准，保证了报告的包容性、实质性、平衡性、完整性、专业性。六是慎始善终兑现履责承诺，公开 2017 年公司履责践诺情况及 2018 年履责承诺，以及全部省级电力公司 2017 年度践诺和 2018 年度承诺。（摘自《国家电网报》）

分析：国家电网社会责任发布会是一场重大事件发布会，其主要内容围绕发布的责任报告，以新理念、新视野全面披露公司 2017 年履行的社会责任。发布的要点。其中，报告亮点中的履责核心、议题、13 项重点履责主题、报告发布的亮点。其中，报告亮点中的六大特点是本次发布会的创新之处。

（二）产品信息新闻发布会

产品信息新闻发布会，是积极的宣传活动的重要方式，也是公共关系工作的一项重要内容。

产品信息新闻发布会是为了针对产品或者专利进行介绍宣

传，以达到销售目的，同时向公众展示企业实力、创新力和行业地位。从目的出发，可以明确发布产品内容，而信息内容的准确传达，也是衡量发布会效果的重要指标。产品信息发布会需要向受众传达准确的产品信息，也就意味着一切发言应该言之有物，而且是可靠可信的信息。

产品信息新闻发布会的发布重点如下。

1. 什么产品

产品是整个产品信息发布会的主角，因此，如何将新产品介绍给消费者也是一道难题。最值得一提的是，新产品、新技术问世，企业的首要任务是宣传，而最好的宣传就是让参与者在亲身体验后，切实感受到产品或技术优点的基础上做出报道与反馈。因此，生动的影音资料展示必不可少。除此之外，还可以设置体验环节，让媒体记者们亲眼看到或试用。

2. 产品的特色

产品的特色就是产品区别于其他同类产品的核心竞争力。一场产品信息发布会需要突出新产品的特色，包括外形、功能和最新技术等。比如，如果想对一款新产品的最新性能作出解答，那么企业就要尽可能地从产品性能方面做文章，挖掘其新闻价值，从其社会影响力和传播的预期效果去衡量它的分量轻重。

3. 未来的产品趋势

产品的更新和技术的发展关系密切。一款前景良好的产品能增加消费者的黏性,因此,提前向销售者透露企业未来对产品核心技术的投入有利于让消费者更加了解产品,增强消费者对产品的信心和忠诚度。

[**案例**] ··

直击2018"最稳"华为Mate20系列发布会

备受关注的华为Mate 20系列于2018年10月17日在英国伦敦全球首发。伦敦Excel展览中心人头攒动,大家都对"稳了"的华为Mate20系列充满期待。此次华为Mate20系列发布会延续了华为"未来感"十足的科技风,在乐队悠扬的音乐声中拉开帷幕。

发布会上,华为消费者业务CEO余承东先生为大家带来了四款全新机型:华为Mate 20、华为Mate 20 Pro、华为Mate 20 X以及华为Mate 20 RS保时捷设计,四款机型各有侧重,亮点不断。

华为Mate20 Pro和华为Mate 20 RS保时捷设计均支持3D人脸解锁,识别速度小于600ms,同时提供超过3万个检测点,误识率小于等于百万分之一,解锁体验又快又安全。由于前置的3D结构光模块的加入,两者可以实现高精度重绘五官细节，数据采集更精细，美颜效果更立体，整体呈现更自然。

在发布会现场，华为工程师为大家演示了该功能，可爱的熊猫娃娃通过华为 Mate 20 Pro 的 3D 萌物功能变得生龙活虎，并且与华为消费者业务 CEO 余承东先生一起互动了起来。可以说创意十足了！（节选摘自搜狐）

2018 年小米新品发布会

5 月 31 日，小米 8 发布会在深圳举行，在现场 7000 多名"米粉"的见证下创下了一项纪录：这是小米有史以来发布重磅产品最多的发布会。

业内人士认为，小米 8、小米 8 透明探索版、小米 8SE、MIUI10、小米电视 4、小米手环 3 及 VR 一体机这 7 款创新产品集中亮相，搭载多项全球领先技术同时发布，是小米强大的技术创新实力和丰富繁荣的新商业生态的一次集中展示。

雷军在发布会上透露，小米手机 2018 年第一季度销量大涨 87.8%，稳居全球第四。在中国市场销量增长 41.8%，在印度市场以 30.3% 的市场份额遥遥领先，进入海外 14 个国家市场的前五名。

在发布会现场，雷军介绍了小米 8 手机是全球首款双频双路 GPS 手机，从硬件、系统、摄像等多个方面介绍了小米 8 手机。（节选摘自深圳之窗）

2018 年苹果新品发布会

北京时间 2018 年 9 月 13 日凌晨 1 点钟，本次发布会主要发布了以下信息。

手机部分：推出 iPhone XR、iPhone Xs、iPhone Xs Max，Apple 苹果下调 iPhone 8 / 7 系列售价，iPhone X 已下架，官网发布 Apple Watch Series 4 智能手表 GPS 款、蜂窝网络款。Apple 苹果 iOS 12 正式版将于北京时间 9 月 18 日推送，watchOS 5 同时推送。

iPhone Xs 作为升级产品，外观也是延续上代苹果手机的外观，只是在手机硬件上做了一些升级，这和之前的预测一样；而 iPhone Xs Max 屏幕高达 6.5 英寸，这是苹果历史上最大个屏幕的 iPhone。

配色和容量方面：手机配色有银色、太空灰、全新金色可供选择；在手机容量上，iPhone XR 的 128GB 经典容量得以回归，起始容量分别为 64GB、128GB、256GB。iPhone Xs 与 iPhone Xs Max 除了保留 64GB、256GB 这两个容量版本外，还新增了 512GB 大容量，这也是苹果手机历史上最大存储容量的手机。

发布会分别从容量、配置、电池续航能力、拍照功能、系统、售价等几个方面的升级全面介绍新一代苹果手机。（节选摘自百家号《IT 杂志》）

分析： 以上是三场国内外重要的电子产品发布会，每场发布会的主要内容的共同之处都包括由 CEO 展示全新机型，由工程师介绍手机的最新突破技术、功能等。三场发布会的环节设计充满创意，围绕产品和公司的价值理念向公众传递了关键信息，同时也制造了热烈的氛围，值得科技创新型企业学习。

（三）突发事件新闻发布会

企业总是不可避免地面临着各种热点问题和突发事件的挑战。所谓热点，是指社会公众普遍关心希望深入了解的企业相关事件。热点问题新闻发布会可以对社会起到积极的影响和引导舆论的作用。企业要有意识地、自觉地对重点、热点选题进行严谨、周密且具有创意的策划是非常必要的。而突发性危机事件的发生，不但会造成生命财产的损失，而且严重影响企业的形象，也对企业的正常生产经营活动产生阻碍作用。因此，热点问题和突发性危机事件的紧迫性、不确定性对企业发布消息的要求也比较高。

在事件应急类发布会中，企业需要做的是说明/澄清事实、解释立场、纠正谬误、检讨失职、争取公众的谅解，遵循"公布事实、做出承诺、严厉问责、尽力善后"的顺序框架，从而实现化险为夷，挽救组织形象和声誉。根据美国政治学家拉斯韦尔提出的 5W 传播模式，事实公布的信息中需要包括事件对象（What）、事发原因（Why）、地点位置（Where）、时间节点（When）、相关人员（Who）。这部分状况描述应该包括两方面，一个是事件还原，另一个是工作汇报。

突发事件新闻发布会的发布重点包括以下几点。

1. 发生了什么事件

核查事实、公布事实是事件应急类发布会需要做的第一步，应向公众清晰地传达事件的经过。突发危机事件发生时，人们最关心的是事件状态、伤亡状况、责任方、应对措施等非常实际的问题。具体操作中，最常用的事实梳理方式是遵循时间线，将对象、原因、地点、人员串联成一个清晰的发展路径。需要特别注意的是，公关部门要充分发挥作用，掌握"第一现场"，争取主动发出"第一声音"，力求成为事件的"第一定义者"。需要特别强调的是，公关部门既要有"速"，也要有"度"，第一时间反应是建立在对事实认定的基础上的。没有对事实的认定，无法确定错在自身还是不在自身，就无法做出关键决策，太早说也不知道该说什么，甚至还会说错话，造成进一步的"谎言"危机。

2. 造成事件的原因

企业应该迅速进行调查取证，通过发布会为公众梳理事件的起因经过以及事件涉及的人物，有效避免胡乱猜测、造谣乃至于社会恐慌。需要特别注意的是，重大事件的发展周期可能相对较长，这时应该组成专门小组，不定期举办发布会向公众发布事件进展、对策实施的进度，绝不可虎头蛇尾。

3. 对待事件的态度

对于重大事故发生后召开的新闻发布会，除了事实，受众最愿意看到的是危机管理者的态度。对于事故发生后即召开的新闻发布会，在无法提供足够事实的情况下，态度比事实更重要。情感公关是遭遇危机公关的常用手段，在回答记者提问时，应该时刻把"人""生命"放在第一位，这样容易得到媒体关注，让处于紧张情绪中的公众放下内心防备，认可危机管理主体。以"7·23"甬温线特大交通事故为例，教育部前新闻发言人王旭明在《写给勇平兄的一封信》中，指出时为铁道部发言人王勇平的一些失误，对发言人在有重大伤亡的危机事件新闻发布会中的态度表达指出了其不当之处：

· 过于高亢、激昂的语态不像犯了错的态度，倒像别人犯了错。

· 眼睛总是向上的神态，时时有松弛和自然的样子。

· 不合时宜的职业性微笑，缺乏对逝去生命最起码的尊重。

4. 未来如何预防

在突发事件新闻发布会上，企业可以通过真诚道歉、及时弥补、积极查处、主动改进等措施及时挽回形象；为了预防今后类似的事件再次发生，<u>企业应建立应急预防机制和成立突发事件专项小组</u>。着重强调企业对于社会责任的重视，突出企业针对突发事件所做出的补救措施，用实际行动赢得消费者的同情和理解，重新找回公众的信任与尊重。

二、　明确怎么说——准备新闻发布的核心信息

（一）内容、方式、渠道

1. 突出主题内容

对于企业来说，希望通过一场发布会引起媒体的广泛关注，把想要传播的信息由媒体准确地传达给公众。而对于媒体和记者来说，一场发布会成功与否的标准就是能否通过新闻发布会获得可以吸引公众眼球的新闻，从而提高媒体的影响力。

怎样才能使新闻发布会达到预期目标，让发言人和媒体同时对新闻发布的结果感到满意呢？古语云："凡事预则立，不预则废。"了解大众想知道什么是新闻发布会成败得失的关键。对于新闻发布会的策划而言，其侧重点在于如何正确确定新闻发布会的选题，服务对象则是媒体和记者。因此，新闻发

言人要在进行充分的舆情调研之后，了解服务对象所关心的问题。并结合企业工作重点，在符合当前战略理念的前提下，制定出能起到好的舆论导向，为广大消费者提供最佳信息服务的发布策略。一个好的企业新闻发布会策划应在企业部门的阶段性工作重点、广大消费者关心的社会热点、新闻媒体关注的舆论焦点的结合上寻求最佳方案。

　　新闻媒体参加新闻发布会是为了得到有意义的新闻内容以满足自己的读者、听众或观众。尽管研究表明，人们总是更容易记住发言人及新闻发布的方式，而忽略发布的内容。但是，召开新闻发布会，其内容有新闻价值才是最重要的一项。

小贴士

　　掌握以下十大指导原则可以帮助发布会的主办人员让记者把精力放在发布会的内容上。

- 确实有令人兴奋的新闻才召开发布会
- 保证新闻具有核心内容
- 发布简洁的新闻，不要用复杂的信息迷惑记者
- 发布完整的新闻
- 紧紧围绕核心内容
- 要根据记者需要定制发言稿
- 发言内容要尽量客观
- 保证所有信息及报告对外一致
- 了解特定目标受众的需求
- 时时刻刻讲真话

在发布会上，发言人必须牢记一个简单的事实：记者是介绍有关产品新闻的人员，而不是潜在的消费者。或者说，发言人要做的是把产品新闻推销给新闻媒体，让其将这些再推销给企业真正的目标客户。"为推销而推销"完全不同于"硬性推销"。

新闻报告成功的关键在于理解不同新闻媒体的驱动者。正如企业所做的任何事情都围绕着客户一样，新闻媒体也是由他们的客户所驱动的，包括网站的网民、杂志的读者、观看节目的观众或收听广播的听众等。

作为一位企业的新闻发言人，在任何时候都应该具有灵活变通性。不同的受众需要不同的报告：客户所期望的发言人报告与记者所期望的报告有着不一样的内容。

为了将重心放到通过合适方法或沟通途径发布正确的信息上，策划部门可以提出一些比较经典的问题，诸如：谁是真正的消费者，谁最终做出购买决策？对于消费者和商务活动来讲，这样的问题十分有效。他们会驱动策划部门更加准确地确定新闻发布会的受众媒体，定制要传递的信息，确定报告的基调，甚至于选择发布会的新闻发言人。

对于商业企业来说，最常见的发布会情形是新产品或服务的上市。目标是让公众了解产品、打造产品知名度、制造公众对产品的需求。商业企业还可以举办以"行业趋势"为主题的新闻发布会，并将自己定位成该行业的思想领导者，同时将自己定位成为迎接这一趋势已做好充分准备的组织。

2. 丰富发布方式

新闻发布会的内容发布的方式可以采用简约 PPT、视频和新闻通稿的形式。

通稿指的是企业单位对外宣传所统一的具体口径。在信息发布类发布会中，通稿常常由单个部门完成。不过这里要强调的是，事件应急类发布会中的新闻通稿，是由组织内的多个部门共同完成的，指通过协调由其他部门拟稿，最后由公关宣传部门进行修饰的操作方式。比如发布的信息中涉及非常专业的问题时，首先，需要由专业的部门来负责起草稿件，以保证对专业范围事务表述的准确和正确；其次，稿件中的态度立场需要经过上层领导、负责人的审核；最后，宣传部门再根据对外宣传的设计需要进行传播方面的修饰。

新闻发布会的通稿是所需发布信息的集大成，是企业发布信息的基础。因此，新闻通稿要尽量提供丰富的信息，突出主题，并且要尽量往新闻眼上靠。从企业和媒体两个角度出发，先确定企业想要发布的内容，然后切换到媒体的角度审视，做到发布的内容符合"新闻"的定义。

新闻通稿按照形式可以分为消息稿和通讯稿。简单地说，新闻正文前有某某报 × 月 × 日讯（消息头）记者某某人，然后才是新闻正文的，就是消息。开头就是文章，最后才署作者名字的新闻，多数是通讯。企业的新闻通稿就是要模仿这些不同的问题，把需要传达的内容预先写好。消息中应该包括整个事件的过程。通讯则是对消息内容的补充，可以是整个事件组织的背景情况介绍，也可以是一些花絮或者是企业中参与事件的人物故事等。新闻通稿的作用是用一种媒介把事情说清楚，少用专业语言，多用数字，越平实越好。

发稿的频率。所有的媒体都有自己的新闻预定期，如日报与网络出版物的预定期就不同。在新闻封锁日期相同的情况下，月刊的预定期要比同时出版的日报长。

意见类型。新闻媒体对企业或产品持有不同的意见，可能赞成，也可能中立，还可能是否定。所以，企业发出新闻发布会的邀请时，应尽量将目标锁定在持中立态度或积极意见的记者身上，而对持消极意见的记者，则应更多地采用一对一谈话的方式。

3. 拓宽发布渠道

新闻发布有很多形式，新闻发布会只是其中主要的一种。除此之外，还有发新闻通稿，新闻发言人接受媒体采访，向多家媒体发表谈话，定期或不定期公布行业报表、白皮书等形式。

简单来说，新闻发布会的主要发布渠道分为线上发布和线下发布。线上发布是指主要通过全网媒体，利用新闻媒体、社交平台（微博、公众号）等途径发布权威消息；而线下发布主要是现场面向媒体和嘉宾进行发布。

举办现场新闻发布会的好处，是可以用比较正式的方式把消息发送出去，而且可以利用发布会的时间，跟现场记者进行双向沟通。企业在与社会各界交往中，难免会遇到一些诸如发布重大事件，或出台了一款新产品，或组织受到公众的误会和批评，或与其他组织发生法律纠纷，或组织内部发生了突发事件等问题。要解决这些问题，赢得公众和社会的认可，召开新闻发布会就是一种必要的方式。新闻发布会有助于企业单位与新闻媒介的相互沟通，可以同时把新闻内容传达到所有计划内的媒体，形成集中攻势的广告宣传，也体现了企业部门积极接受大众媒体监督的社会责任意识。

不管是现场媒体还是全网媒体发布，企业都应了解拟邀请新闻媒体的主要特点，如电视、报纸、广播、杂志、网络等新闻媒体的主要优缺点，并在邀请时加以考虑，才不至于走弯路。

媒介类型主要包括电视、广播、印刷媒体、网络媒体四种。

报纸的新闻记者更关注重大事件的进展等最新动态，企业要多提供最新鲜的动态信息，使与会记者能够得到最新的信息，满足其求快求新的诉求。报纸是最传统的新闻媒体类型，它覆盖面广、地域性强，可以接触到某区域的最大量读者。对于正在需要面向本地市场的企业新闻发布会来说，报纸特别是都市报是首选。如果涉及国家或行业的重大政策方针，还需要重视党报媒体。

广播电台也属于传统媒体中重要的一类，它传播快、有效范围广、不受时空限制。因其传播方式口语化，所以对受众的文化程度要求也不高。同时，广播的目标受众针对性很强，每个广播电台都有确切的听众特征数据，企业可以提前确定其受众是否属于新闻发布会的受众人群。许多听众会在驾驶汽车时收听广播，因此也可以对新闻发布会进行现场实况广播，从而扩大传播范围。

杂志专栏类的媒体报道事件相对较为深入，不但需要了解事情的经过，更愿意挖掘事件背后的一些背景、原因或者故事，企业在应对的时候可以多介绍一些企业的理念、文化、事件发生原因等。

电视台的记者不只关注事件本身，还需要采录现场视频等，企业发言人可能会有专访，所以在着装、谈吐、态度等方面都要做好准备，与媒体记者保持良好的沟通。

网络媒体在各种媒体类型中，重要性越来越强。如今，很多重大消息，最先披露的不是传统媒体，而是网络媒体。网络媒体的传播范围广，即时性强，集合了文字、图像、影音等多种形式，同时还具备传统媒体所没有的互动性。当一个新闻发布后，公众可以马上在微博等社交媒体中发表看法，参与性增强了，互动后的传播效果更好。但网络媒体也具有可信度、权威性低，政治性忽略等缺点。因此在媒体选择上，企业一方面要重视对网络媒体进行邀请，得到更快速、广泛的传播；另一方面也要慎重对具体的网络媒体进行筛选。重大新闻应选择具有权威性的门户网站、老牌媒体、新媒体中心等。在需要针对性和创新性的新闻发布中，可以选择有特色的公众号等。同时也应利用好自身新媒体发布平台，通过微博和微信的公众号发布消息。

产品发布会与其他类型的发布会不同。一般而言，产品示范会有以下三种方式。

（1）直接展示产品特性的产品示范会。通过这种方式，可以引起熟悉本行业的贸易类媒体的潜在兴趣，通过他们可以把产品特性转换成客户利益或当作标杆来宣传。

（2）基于记者亲自体验产品利益的产品示范会。记者通过切实的体会和检验，找出最接近读者兴趣的利益点，从而有针对性地拟定报道。

（3）基于真实生活使用模式的产品示范会。也就是说，产品被用在个案的研究中。例如，虽然我们无法对计算机的某些理论值进行测试，但可以将其应用于酒店的登记系统或用来操纵工厂车间的砂轮机。

产品示范会只能作为发布会可选择的活动项目，因为它会使不感兴趣的记者提前离开或做其他事情。因此，可以将产品展示与一对一采访同时进行，这样既可考虑到记者的互动性，也有时间回答个别记者提出的特别问题。

显而易见，不同的客户会被不同的话题所吸引。例如，在商务活动中，针对企业首席执行官所做的新闻报告，完全不同于针对企业职能部门经理们所做的新闻报告。这两类人的兴趣点大不相同，而这些都需要反映在以不同群体为目标受众的新闻报告中。

值得一提的是，在邀请新闻媒体时要有所侧重。会议的主题决定邀请者的范围，如果事件涉及全网，就应该邀请中央新闻单位的记者出席；如果事件发生的范围及影响仅限于本地，就只需邀请当地新闻单位的记者出席；如果事件涉及专门业务，则要邀请专业性报刊和新闻单位内部从事专门报道的记者、编辑出席。对记者要一视同仁，不能只邀请一些而忽略了另一些。应注意做到邀请的面适当，各方面的有关记者都要照顾到。

在邀请新闻单位的具体数量上，新闻发布会自有讲究。基本的规则是，宣布某一消息时，尤其是为了扩大影响，提高本单位的知名度时，邀请新闻单位通常多多益善。而在说明某一活动、解释某一事件时，特别是当本单位处于守势时，邀请新闻单位的面则不宜过于宽泛。不论是邀请一家还是数家新闻单位参加新闻发布会，主办单位都要尽可能优先邀请那些影响巨大、主持正义、报道公正、口碑良好的新闻单位派员到场。此外，还应根据新闻发布会的具体性质，确定是要邀请全国性新闻单位、地方性新闻单位、行业性新闻单位同时到场，还是只邀请其中的某一部分。

总之，通过多渠道将信息传递给消费者，保持忠诚用户，培养潜在用户，向社会展现良好的企业形象。

（二）信息的核心——口径

口径原意指器物圆口的直径，一般情况下指枪、炮管的内直径。除此之外，口径还比喻对问题的看法或处理问题的原则，如统一口径。在新闻发布会中，统一口径意味着发布方成员对待问题采取一致的态度和回应。

在发布会召开前，发布方内部的态度应该保持一致，达成共识。应该把握媒体对核心信息的需要，认清事件的发酵趋势，更要树立正确的宣传观念，重视企业的可持续发展和创新精神、社会责任心的培养。只有这样，企业上下的力量才能形成合力。尤其在面对突发事件时，大家能采取一致的态度，帮助企业克服困难，从而使企业得到进一步发展。

1. 集思广益——汇总问题

在做统一口径的准备时，负责人应组成发布会管理小组，及时召开一场讨论会或者在一定范围内征求问题，以便让所有发言人和有可能接受采访的人员都做好口径准备，这种做法可以减少误解的风险。讨论会上，与会者应根据邀请媒体和记者、事件背景、公众关注焦点、产品信息等列出可能会被提问的问题。

（1）了解媒体和记者。不同类型的媒体可能会提不同的问题。事先了解不同媒体的定位以及风格，培养专业的新闻人才对各大媒体的报道风格进行研究和总结。只有了解媒体，才能借助媒体更高效地把信息传递给社会。如以经济报道为主的记者主要聚焦于企业发展所取得的经济效益及面临的经营压力，提出的问题也相对专业；以社会民生报道为主的记者更多关注企业所产生的社会效益以及事件对社会相关领域的影响；而面对擅长调查报道的记者，企业应做好接受深度采访的准备，在问题和回复的准备上力求全面、深刻。对于面对出镜采访的记者，发言人不仅要准确而简洁地回答问题，保证回答的口语化和通俗化，还应做仪表仪态上的准备，做到从容淡定，切忌表现出紧张、犹豫、愤怒等负面情绪。

（2）熟悉事件背景。事件背景往往是召开发布会的由头。因此，在召开讨论会时，发布小组应全面梳理事件的起因、经过以及影响。在召开突发事件新闻发布会之前，发布小组应深入分析造成事故的主观因素和客观因素，人为因素和环境因素，为后续的调查工作做好规划和安排。此外，发布小组不仅要了解事件本身的背景，还要把握社会大环境对事件的影响。面对社会的主流价值认同，企业应将社会效益放在首位，做到明辨是非、敢担当敢负责。总之，根据发布会召开的背景制定详细的应对策略，从原因中寻找隐患、从经过中寻找解决方法、从影响中反思工作，将发布会视为总结工作和反思不足的重要途径。

（3）追踪公众关注焦点。公众关注的焦点是发布会反馈的重点之一。企业在经营管理中常常出现的社会热点话题包括劳资纠纷、突发事故、行业性冲击事件、重要合作伙伴出现问题、媒体揭露的负面消息、民众对企业产品或者管理的投诉等。在日常工作中，企业应做好相关预防措施，制定针对各种热点问题的应对方略，以免临场手忙脚乱。对于无法预测的问题，企业应在第一时间收集公众关注的焦点，发现新问题，尤其是舆论中的针对性质疑，并迅速澄清事实真相，对谣言进行反击。另外，企业应和媒体建立良好的关系，必要时还可以求助于媒体，在确保公正、公开、负责的原则下，借助媒体的帮助一同应对焦点话题，尽最大可能减少错误言论对企业声誉所造成的伤害。

（4）保证产品信息真实。在新品发布会召开前，发布小组在进行宣传工作之前做好计划工作，应确保对产品的宣传实事求是，不过分夸大产品的功效。此外，在以往的新闻发布会中，一些突发事件常常涉及产品的负面新闻，最突出的为产品的质量问题和安全问题。发布小组应提前做好应对计划，在负面反馈来临时正视产品存在的问题，第一时间做好应急的弥补措施，如联系投诉者、做好赔偿工作、撤回有问题产品，在事后应加强产品售前检测工作，最大限度降低次品率。

2. 问题分类——井井有条

在准备口径时，负责人还应将列出的问题进行分类。因为发布会的时间较短，发言人和记者互动的节奏较快，快速而准确地回答记者的提问是发言人的必备素质之一，因此对于问题的分类要遵循最基本原则——便于查找。面对纷繁复杂的问题，负责人在收集和归纳时可以按照公司业务板块来分，比如生产、销售、环保、企业文化等，也可以按照往年发布会中出现过的问题进行归纳总结。

外部问题和内部问题，外部问题主要是由于宏观环境引发的问题，主要和政治、经济、军事等因素有关；而内部问题以企业内部的经营管理问题为主。

根据企业发布会可能会遇到的问题，可分为以下几类（问题清单如下）。

（1）生产问题。涉及生产的问题常出现在新品发布会以及突发事件发布会中。生产环节的问题包括产品的成本效用、产品质量与功能问题、产品的安全性、产品的研发理念、产品设计的投入与科技创新等。

（2）销售问题。企业的业绩不但是企业生存发展的基础，而且是记者关注的重点话题之一。常见的销售问题包括产品的定价、售前与售后服务、营销创意、销量变化、产品口碑等。

（3）环保问题。环保问题是大多制造业的企业必须面临的问题。与生态环境和城市环境发展有密切关系的企业常常会在新闻发布会中涉及环保问题，尤其是关于新能源发展与变革、资源开发与利用、污染物排放问题、绿色低碳的环保理念等可持续发展的环境问题最易被提问。

（4）文化问题。企业文化是影响企业发展的重要因素，也是发布会常常要涉及的领域。其中包括人才的培训、团队的建设、奖惩制度的建设、企业的广告营销、企业的品牌塑造以及企业的党建工作等。

（5）政治问题。与企业发展有关的常见政治问题包括国家调控政策、领导层变动、政府间关系、体制机制改革等热点话题。

（6）经济问题。企业发布会所面临的经济问题常常受国内外的经济因素影响。国内问题包括供需失衡、物价变动、同行竞争等。同时企业还面临来自国际市场的变动，如金融危机、贸易战、国际合作等问题。

最后，还应将不能回答的问题罗列出来，与各部门的人员协调与沟通，做到谨言慎行、守好底线。通常情况下，不能回答的问题包括尚未确认以及核实的事件、重要商业数据、未公开的重大决策、缺乏客观性的个人观点、容易造成谣言和误解的言论等。

3. 寻找答案——专业可靠

发布小组将问题分好类后，就应寻找最专业而可靠的答案。企业发言人是企业的代言人，能够清晰地表达企业的立场和观点。一般来说，发言人对企业具有全局感，但发言人难以事无巨细地把握企业的所有信息。因此，发言人并非"孤军奋战"，他们往往会在发布会召开之前寻求外界的帮助。比如，寻找职责部门、成立团队、求助公关专家和行业专家。发言人在其中应具备搜集、整理、提炼信息的能力。

（1）寻找职责部门。突发舆情处置和引导往往涉及多个部门，舆情处置中经常会出现部门职责分离、配合不力的情况，导致信息发布效果不佳，不能准确回应消费者的关切。因此，宣传部门应与主体部门配合，找到相应最了解情况的部门进行问题回答，引导各专业部门给出既是记者需要的答案又不能泄露机密。如果有不可外露的信息，要想好应对回答。比如，公司的财务问题由财务部门给出回复，经营状况由销售部门给出回复，而关于产品本身应由研发部门和生产部门给出专业的解释。

（2）寻找公关专家。当企业缺乏专业的公关团队时，应聘请公关专家提出应对建议。如果企业频繁召开新闻发布会，应专门成立一支公关智囊团，在日常工作中全方位地收集存在的问题以及预防潜在的隐患。对于每一种突发情况都做好万全的应对措施，以便在突发事件来临时迅速做出回应，抢占舆论高地，以免面临被动的情况。

（3）寻找行业专家。由于召开发布会的原因具有多样性和随机性，企业所遭遇的问题有时难以立刻解决。一些企业在核心业务上有着强大的队伍，但当涉及其他业务时就会缺乏专业人才。为了保证发布会发言的专业性和说服力，企业可以外聘专家作为顾问，如行业学者以及研究员，专门负责解决疑难问题。但是招聘专家的成本往往较高，更为合适的方法是和外部专家合作，让专家给予指导，列出问题纲要，避免重大错误，减少细节错误。

当遇到不便回答的情况，减少正面回复"无可奉告"，可以说明不便回答的原因，也可以以转移话题的形式绕过问题，将记者的注意力转移到其他重要的问题。

下面举例一些企业发言人常用的问答口径（回答问题清单如下）。

对于一些敏感问题，发言人在发布之前应做重点准备。为保障信息发布的效果，发言人需要运用相应的方法答复敏感问题。概括来说，一般适用于以下三种情况。

质疑性问题：

针对一些质疑性的问题，新闻发言人的常见回答方式有：

·我们不赞成你的观点……，但是我们需要指出的是……

·我们的观点很明确，我不赞成你，但是我要告诉你的是……

·事故责任正在调查当中……，此外我们应该特别关注的是当前的问题……

·过去确实存在这种现象，但是经过多年努力，我们现在的情况是……

·我想从另一个角度来回答你的问题；

·对这个问题，我们正在调查（或研究）中，如果有消息，我们会及时提供；

·我也是刚刚获知此事，还需要核实之后再告知。

猜测性问题：

针对一些猜测性问题，新闻发言人的常见回答方式有：

·这纯属谣言，企业从来没有……

·实际情况不是……，目前的情况是……

·我从来没有听闻……

·之前我们没有意识到这个问题，但我会将问题记录下来询问有关部门再作回复。

重复性问题：

针对记者多次追问，新闻发言人的常见回答方式有：

·我们和你同样关注这个问题，但我们目前正在努力做的是……

·我首先肯定这位记者的提问，我们也在关注这个问题，但是我们目前更加关注……

·这个问题关乎商业机密，我还没有授权公布这方面的消息；

·我刚才在讲话中已经回答了这个问题；

·由于问题有些复杂，受到发布会时间限制我的回答有限。

还应注意的是，被采访者回答的内容应跟之前的发布会的内容、企业其他部门发布的内容保持一致，还要跟与企业有关的其他人员沟通的内容保持一致，如其他合作企业、合作的客户、之前接受采访的媒体等，以免出现知情受众看到新闻产生怀疑的情况。

4. 聚焦传播——新闻语言

发布会的主题以及想要传递的核心信息是什么；目前已掌握的相关信息有哪些，还缺少哪些信息；决策领导对新闻发布内容的意见，尤其是对敏感问题的意见如何；还有哪些漏掉的问题没有确定口径。在获得了以上问题的答案之后，我们需要将这些信息整理成具有新闻价值的语言，最后集结成册，使发布会上的信息传播更有价值和效率。

那么新闻语言是什么？又有何特点呢？

新闻语言是通过新闻媒介，向人们报道新近发生的事实，传播具有新闻价值的信息时所使用的语言。它既受语言总体规范的制约，又肩负着向读者传递信息的特殊使命，在长期实践中形成了自身的语体，是表达、传播新闻事实的规范化语言，它具有自己鲜明的特点和规律。

（1）新闻语言具有真实性。

真实是新闻的生命。它指引着新闻传播的方向，是新闻传播活动的内在要求和基本精神。新闻是现实生活的反映，它是由时间、地点、人物、过程、原因等要素构成的。新闻语言是传播新闻事实的载体，这就要求将发布信息时必须用事实来说话，把事实交代得准确无误。这一特点在第三章新闻发布会的基本原则中有具体展开，在此不再赘述。

（2）新闻语言具有准确性。

对于新闻语言，应以能准确地反映客观事物为前提，若只注重表面的华丽，而内容空洞贫乏或纰漏百出，就会造成发布信息的华而不实。这样的信息内容不会吸引读者，也不会产生强烈的感染力。新闻语言应当为内容服务，准确真实把握发布信息，不能有任何虚构和夸张。

要做到新闻语言的运用准确，应注意以下四点：一是写作时要找到最合适的词句，注意词语的感情色彩，保证文字的准确性。如果一篇新闻很好，但其中几个关键的字出现了错别字或人名、地名、数字等差错，那么就成了这篇文章的硬伤。二是少用形容词、副词，多用动词。通过具体形象的现场描写、细节刻画增强新闻的现场感和可信度。对于形容词、程度副词要精挑细选，避免出现不恰当的运用。在叙述新闻事实时，要慎用"最好、最新、最高"等修辞用语,防止把话说过了头,违背客观事实。三是注意词语的本义,分辨词义的差别。对于旧说和用典不要望文生义。四是不用含混不清的、笼统的词语。如尽量不用"不久以前""长期以来""最近""许多""难以计数"等词语。这些词语会使新闻的时效性、价值大打折扣,对新闻准确性造成伤害。

(3)新闻语言具有简练性。

新闻要求及时、快速地传播,这就决定了新闻语言要开门见山,简明扼要。好的新闻语言,言不在多,以一当十。在新闻事件中要学会精选事实,直接叙述事实本身,把事情来龙去脉交代清楚即可。拖泥带水,不够简洁明快的新闻语言,表达冗长烦琐,不利于阅读。

如何能做到简练呢?应注意以下四点:一是从实际出发,突出新闻事件的中心,不说与中心无关的话。在新闻发布中做到一次发布一个主题,突出重要内容,让每一句话、每一个词都围绕主题,只表达一个意思。二是用最简短的文字表达较多的内容,宁用短句,不用长句;宁用简单句,不用复合句。能用肯定语气写的,不用否定语气写。三是不说不言而喻的和重复的话。这样就可避免废话连篇,让受众产生厌烦情绪。四是适当运用言简意赅的熟语和短句。这样可以使文章贴近群众、贴近生活,取得意想不到的效果。如媒体常引用的"房奴""蜗居""蚁族""月光族"这些词语,不用作太多的解释,大家就明白什么意思。

（4）新闻语言具有具体性。

新闻要求如实地记叙具体人、具体事、具体时间、具体地点、具体经过，这就要求新闻发布中要有具体形象的现场描写、细节描写等。

要把握好新闻语言的具体性，应做到以下三点：一是要发布好的新闻内容，就必须从第一手材料出发，道听途说、捕风捉影是写不出新闻事件细节的。二是语言要具体，要"弃多写少，弃大写小"。新闻发布中常出现的"只见森林不见树木"的毛病是要不得的，一定要从关键的细节出发，让受众获得有意义的信息。三是把读者关心的数据、增强现场感的细节详略得当地奉献给受众，不要事无巨细，否则新闻信息就会变得烦琐冗长，不利于传播。

（5）新闻语言具有通俗性。

为了使每一个人都听得懂，我们必须把新闻信息通俗化，在发布时把那些让人感到费解的专业术语和地方方言变成通俗易懂的新闻语言。

新闻语言要做到通俗化，应注意以下三点：一是采用群众口语中新鲜活泼的语言，不乱用方言。活泼明了的口语能给文章增色不少，但地方方言由于没有通用性，貌似接地气，实则不利于传播，甚至会让受众产生歧义。二是对专业性、技术性强的语言，尽量做些通俗的解释、说明，增强新闻的知识性、趣味性。三是尽量用受众熟悉的词语来表达，不用或少用生疏的词，更不要任意生造词语，否则会使受众一头雾水。新闻语言应用大白话，让受众轻松获得企业想要传达的信息。

5. 熟读于心——有备无患

口径手册是发布会信息的核心所在。新闻发布口径准备的过程，是政府及其各部门间协调立场、统一口径的过程，也是通过口径树立政府形象和威信的过程。面对记者的提问，发言人要能在口径手册中快速及时找到相应答案，这就要求新闻发言人熟读口径手册。

围绕新闻发布工作，应该建立一个分工明确、通力协作、规范高效的团队。这里的新闻发言人不仅指具体负责新闻发布的总发言人，还包括整个新闻发布工作的团队，具体到新闻发布会中，则是有发言人任务的每个代表。

新闻发言人是新闻发布的主体，代表企业部门发布信息、回答问题，担任新闻发布会的主持人等，同时负责团队日常运作和管理等。在规模较大的企业或者重大事件中，可能会配备几位新闻发言人，个人专门负责某一领域的新闻发布。

作为新闻发言人，乃至新闻发布的每一个成员都应该掌握口径管理方案，必要时进行事先演练。经过新闻发言人团队制定与汇总的新闻口径，提前分发到每个发言人的手中，并且明确具体的信息应该通过谁的口传达出去。

团队每个人都需要对口径手册中的核心口径熟读于心，然后再根据具体的分工，对所负责的部分进行充分的准备。一方面减轻了主发言人的压力；另一方面也能更精准的回答问题。

什么是口径？口径就是对外发布的意见，企业应该明确由谁来说、如何去说的问题。也就是说，在新闻发布会上，某一消息发表到何种程度，对某一重大事件的认识态度和处理意见，组织内部应统一认识、统一口径。如果内部意见不一致，就可能在答记者问时口径不一，这样就会引起与会者的怀疑、反感，甚至导致新闻发布会的举办事与愿违。尤其是在危机事件中，企业内部如果传出不同的声音，不仅会让原本简单的事态趋于复杂，更会暴露出企业内部的"矛盾"，甚至可能由此引发新的危机事件的爆发。

在发布会召开前，应在组织内部统一口径，组织专门小组负责起草发言稿，全面认真收集有关资料，写出准确、生动的发言稿，并写出新闻报道提纲，在会上发给记者作为采访报道的参考。统一口径是建立可信度相当重要的因素，具体要求有以下几点：

（1）要及时。及时给出对外界疑问的回应。事件发生后，企业要在第一时间定义新闻，要及时作出反应和反馈，不要给流言肆虐的机会。只有这样，才能保证信息有效真实的传播，降低企业形象的受损概率。

（2）要真实。做到绝不说假话，有尺度地说真话，说什么要有研究，要充分准备。真实是首要原则，是塑造企业诚实守信负责形象的重要保证，更是获取媒体和群众信任的重要基石。但说真话的同时要注意讲究方式方法，在说真话的同时将利益最大化、伤害最小化。

（3）要全面。要听取涉事方所有人的意见，要考虑到尽可能多的细节。不偏心偏听、盲信盲听，要跟踪企业相关动态，多角度全方位地考察相关当事人的话语真实性，尽最大可能做到信息的全面和公平。

（4）上下一致。从发言人到当事人，不得随意发表个人意见，不能让外界和媒体无所适从。向企业相关部门通报重大新闻时，必须保证企业上下信息的流通性，这样才能保证各部门在事件发生时，能够根据政策、社会动态迅速地调整方针策略，做到上下一致，降低各方损失。

（5）要有步骤有纪律。企业上下什么时候该说什么话，要有所准备。事件发生后，要及时做出回应，同时也要有条理、有规划地进行调查，评估媒体的报道与反应，做出部署讨论不同情形下的应对措施，做到"有备无患"。

由于危机事件的不确定性，危急关头，企业内部的人员很难立刻对危机事件达成共识。因此，越是在危急时刻，越要首先明确企业中谁是对外信息发布的唯一出口，由他在第一时间传递出最适当的信息。

温家宝在当选总理后的首次新闻发布会上特别重温了中国

的古训"生于忧患，死于安乐"。对于一个人、一个国家是这样，对于一个企业也是如此。企业竞争力是一种企业实现可持续发展的综合实力，其中肯定应该包括对于危机的预警机制和应对措施。预警应对最关键的就是口径。口径准备好了，不管记者问多难的问题都能应对。准备工作中最重要的一条就是准备相关口径，遇到好事的时候口径可以锦上添花，成为媒体的标题语、导语或者是非常重要的核心句；如果遇到坏事就可以作为防火墙，让企业化险为夷。

新闻发言人需要协调各部门的口径，无论他对新闻发布会的内容多么熟悉，都要准备答问口径。发言人作为企业的代言人，表态内容是需要授权的。所以，如何准备口径，部门间如何配合，如何报批，什么性质的口径由哪一级领导批准，各部门要根据部门特点，建立一套有效的工作程序。

[**案例**] ···

2012 年中国石化聚丙烯撒漏香港海域事件就是一个用态度和行动"转危为机"的好例子。

2012 年 7 月 23 日，中海集运"永信捷 1 轮"由南沙驶往汕头途中，遭遇"韦森特"台风，抛锚避风。在此期间风力不断增强，导致 6 个装载中国石化所属化工销售华南分公司聚丙烯产品的集装箱坠落海中，部分包装袋及颗粒被海潮冲到香港海域和离岛沙滩，引发香港社会广泛关注。

2012 年 8 月 9 日，中国石化在香港特区召开媒体沟通会，就香港海域聚丙烯胶粒撒漏事件做出承诺：无论事件责任归属最终如何认定，都将全力以赴投入清理工作并先行垫付打捞和清理费用，同时将承担自己应该承担的法律责任和社会义务，绝不推诿。中国石化新闻发言人吕大鹏在媒体沟通会上表示，聚丙烯胶粒撒漏使香港环境受到影响，给市民带来了困扰和不便，中国石化作为货主深表不安和焦虑。

撒漏事件发生后，中国石化通过新闻发布会向大众说明事实，澄清事情发生的来龙去脉等相关情况，同时强调企业"全力以赴""绝不推诿"的态度，随后再告知公众他们正在采取的措施和后续的措施，例如与香港特区政府相关部门及环保团体始终保持沟通渠道畅通，并多次派员前往现场查看，积极配合搜寻胶粒和清理沙滩的行动等。最后，因为中石化的真诚、担当，发布会变成了一次很好的宣传，两天之内舆论就发生了逆转。后来因这次事件处理得当，中石化还获得了 2013 年霍姆斯亚太地区品牌与声誉杰出成就奖。

可见，任何危机发生后，首先一定要态度先行、勇于担责，以态度空间换取时间空间和信任空间；其次要言行并彰，光说不做不行，只做不说也不行，在危机中善于借助媒体的"高光"效应，既可以补救危机的负面影响，又有可能为企业带来一次新的视角和机遇；最后强调价值观的问题，所有处理得当的舆情和危机，最后都证明一定是价值观纯正的、为公共利益和大众利益服务的案例。捍卫"公共利益"有可能化危为机，背弃公共利益则无以应对危机。

遇到问题时应严厉问责、尽力善后。

问责与善后都属于事件后的具体措施，故而放在一起讲。问责，顾名思义，追问事件错在哪，责任人是谁。危机事件发生后，在事实认定的基础上确定了"错在自身"和"错不在自身"两个基本事实后，企业所采取的应对策略和行动会有很大不同。

如果"错在自身"，要承认事实，顺应要求，道歉赔偿。具体行动包括：企业负责人出面口头或书面致歉；立即改错；产品停售和召回；广告停播停刊；受害者安抚；损失赔偿；责任人查处；舆论扭转；声誉修复。如果前面的行动无效，企业只好停业整顿，甚至申请破产。

如果"错不在自身"，要合理引导舆论，采取正当行为维权反击。具体行动包括：面向政府、投资者、产业链关联方、消费者、员工等关键公众对口说明事实真相；通过新闻发布会发布声明公开解释；公布法律声明维权；请权威机构出证；意见领袖发话；正式起诉；舆论消毒（要求撤销或更正、要求刊登后续报道、要求道歉）。

至于善后，就是如何有效化解危机。说得具体一点，事件应急类发布会其实就是危机公关的一部分，是为了积极消除有碍危机处理的各种"人为因素"。即通过有效的危机沟通和传播来消减因突发事件带来的多方压力、化解矛盾、缓解对抗、平和情绪、求得共识、争得支持，以控制局面、减少损失，力争转危为安、变危为机。依照处理顺序，具体包括：

内部沟通，及时告知员工企业究竟发生了什么，以保持立场坚定，口径统一；

政府沟通，向政府有关部门报告事态进展与相关措施，配合调查和监督，以取得信任和权威相助；

受害人及其家属沟通，安抚伤者、稳定情绪、听取诉求、合理谈判、缓解冲突、消减对抗，提供切实有效的解决方案；

利益关联方沟通，与投资人、商业伙伴进行沟通，说明情况，稳定关系，达成行动一致；

舆论领袖沟通，与相关专业机构、社会团体、NGO组织、权威专家、意见领袖进行沟通，说明情况，增加信任，获取理解、征询意见、争取支持；

媒体及公众沟通，积极开展媒体沟通，借助媒体与公众做好沟通，以我为主引导舆论。

三、选准谁来说话——构建新闻发布会的团队

发布会的完整流程包括会前准备、发布现场和会后评估，而一个完整的发布会需要组建一个发布团队。专业的新闻发布团队能帮助危机管理者在面对突发事件时获得全面、准确和权威的信息，保证新闻发布工作的可持续运行而不至于手足无措。在政府、社会团体、大型企业和其他社会组织中，新闻办公室就是危机事件处理过程中的新闻发布团队。具体到县级以下政府机关或大型企业，一般由宣传部门或公关部门兼任。

（一）不同的新闻发布会配备不同的团队

1. 重大事件发布会

重大事件发布团队包括媒体联络组、新闻发布组和专职新闻发言人等。在互联网大发展背景下，重大事件发布团队中也

应该有网络发言人。

重大事件新闻发布会按照事件性质由企业各部门主管主导召开，要求抓住时机，一般时间较短。发言人一般由企业主要领导负责，以显示对事件的重视和信息发布的权威。主发布人发布重大事件的核心信息，辅助发布人担任着补充发言的职能。每个人在团队中都起着不可替代、相互补充、相互支撑的作用。一般的重大事件发布会，发言团队可以分成发布会主持人和事件发言人两类，他们各自有各自的职责，目标只有一个，召开一场成功的新闻发布会。

2. 突发事件发布会

突发事件发布团队跟重大事件发布会类似，除了包括媒体联络组、新闻发布组和专职新闻发言人之外，在互联网大发展背景下，突发事件发布团队中还应该有网络发言人，成立信息动态汇集组、信息动态分析组、网络谣言澄清组。

突发事件发布会要求发言人具备综合素质、立场正确、具备较强的现场反应能力。突发事件发布会的发言人依据事件的重要程度派出。发言人一般由有经验的新闻发言人，或者较高级别的相关部门负责人担任，并作为主发言人出席。

由于事件的发生大多牵扯一个企业各个部门，比如一个油气泄漏的突发事件发生，企业紧急召开新闻发布会，企业可以选择事故发生公司主要负责人、企业环保部门负责人、现场抢

修施工负责人等作为主要发布人和辅助发布人出席,对事件的
真实情况、处理方案、后续方案等做信息发布。

当有多个发布人共同出席发布会时,每个发布人应明确
自己的发言范围;需要对同一问题进行说明时,也应讲究相
互配合,不宜出现争相发言的场面。一方面,发布人需要对
整个事件有细致把握,有经验地提前预设问题并做好解答准
备;另一方面,这类发布会需要提前沟通上下级,统一立
场、态度,体现出企业的社会关怀与责任。在新闻发布会上
都应保持一致的口径,各发布人应避免出现言行不一致、相
互拆台的现象。

3. 产品信息发布会

产品信息发布团队和突发事件发布会有所不同,应包括产
品信息技术研发组、产品信息宣传组、媒体联络组、新闻发布
组和专职新闻发言人等。

因为产品属于企业的核心竞争力,因此新闻发布会发言人
应该是在公司身居要职,同时具有良好的表达能力和外形气
质。能够按照原来的发言稿讲述并且可以灵活应对现场,具有
调动现场气氛的能力,能向消费者准确而有效地传递产品的外
在使用价值和内在文化价值。而辅助发布人可以选择对于专利
技术比较熟悉的人,主要负责介绍产品的主要功能和核心技
术。发言人的选择一定要由公信力、有相关性、有代表性,切

不可随便找一个对事件、对企业、对产品了解不深的人应付记者，这往往会起到相反的作用。

（二）主持人的作用

新闻发布会的主持人是一个新闻发布会的指挥者，发布会的流程、节奏、气氛都需要有主持人来掌握。主持人主要说明举行新闻发布会的目的和背景，介绍发言人的身份和姓名，掌握会议进程和时间，信息发布和回答提问则由发言人负责。按照重要性程度，主持人可以是专业公关人士，也可以是企业高层领导者，其基本条件是：仪表堂堂、风趣幽默，有丰富的主持经验，善于控制场面。企业新闻发布会召开的每一个流程需要在主持人的介绍下进行，主持人主要需要控制好以下几个要素。

首先是时间控制。每场新闻发布会的每一个环节都是有时间安排的，开场时间、信息发布时间、记者问答时间等都需要主持人用巧妙的方式来控制。开场时间和信息发布时间是比较容易控制的，记者提问时间由于受到很多不确定因素的影响，时间的控制就需要主持人有一定的控场能力。记者提问时间过长要礼貌提醒，提问时间结束时要有合适的结束语，遇到记者的围堵要用怎样的方式劝退记者，这些都是主持人需要提前想好的。

其次是流程控制。每个新闻发布会的流程都是事先安排好的，发言人的发言顺序、休息时间的安排、影片的放映、现场活动的安排、记住问答环节的安排等主持人要烂熟于心，这样在发布会的现场才能够游刃有余，使与会者感觉发布会的安排紧凑而有秩序。

再次是气氛控制。不同类型的发布会，现场气氛要求也不同。要求轻松氛围的发布会，主持人可以用一些轻松的内容对现场进行热场；如果要求严肃的发布会可以说话语速放慢、语气凝重等，让与会者感受到主办方的态度。还有一些发布会需要热烈的氛围，主持人可表现得兴奋、热烈一些。

最后是记者提问的现场控制。记者提问环节，选择哪些记者、先选择哪个记者提问、记者提问内容与发布会主题不符怎样回绝……都需要主持人提前有应对方法和事前安排。比如选择记者提问，可能会先选择会前沟通过的记者，然后选择行业相关性强的媒体记者，官方媒体要在前几个提问。不只要顾及媒体类型，还要照顾记者落座的方位，不能总点坐在前排的或者集中一个方位的记者，这样会被其他记者感到是否已经提前安排提问记者、有作弊的嫌疑，前、后、左、右落座的记者都要被点到。

（三）新闻发言人的媒介素养

根据国内学者刘建明主编的《宣传舆论学大辞典》中解释，新闻发言人是指国家、政党、社会团体任命或指定的专职

（比较小的部门为兼职）新闻发布人员。具体来说，新闻发言人是一种制度，是一种就所有与公众利益相关的问题接受公众公开咨询、质询和问责的制度安排。

1. 认识媒体

新闻是新近发生的事件的报道，而媒体记者是一篇新闻的首要把关人。长期以来，我国企业的一些新闻发布会时间长、内容多、发言人照本宣科，记者提问机会少，长篇大论的新闻稿，简直是单向传播的工作报告。这种发布会根本不会让记者感兴趣，他们很难从这种发布会中挖掘出"新闻点"，写出精彩的报道。媒体总是想要寻找到除企业公开发布的报告之外的一手信息，即核心信息突出，并且还未公开报道的信息，即所谓的"独家新闻"。从新闻价值的角度看，有价值的新闻一般包括以下几个要素：

- ·满足"真实性"的信息会成为媒体的新闻
- ·满足"新鲜性"的信息会成为媒体的新闻
- ·满足"重要性"的信息会成为媒体的新闻
- ·满足"接近性"的信息会成为媒体的新闻
- ·满足"趣味性"的信息会成为媒体的新闻

2. 媒体想知道什么

新媒体时代，信息呈现裂变式传播，涉事单位越早介入危机越能把握话语权。所以在舆情处置的时间要求上，一直

都有"黄金 6 小时""黄金 12 小时"等提法。新闻媒体不仅
应对企业发布的例行报告进行报道，而且还要挖掘已经公开
发布的信息的相关细节，解答公众的各种疑问，消除各种模
糊问题。简单来说，媒体想要知道的信息大致可以分为以下
几点：

· 媒体想知道与大众利益直接相关的信息

· 新闻媒体想知道新的、最迅速的信息

· 新闻媒体想要知道存在疑问、争议的信息

· 新闻媒体想要知道欲知而不得知，还未公开发布的信息

（四）发言人的综合素质

发言人应具备一定的会议礼节。发言人要尊重别人的发言
和提问，不要随便打断记者的发言和提问，也不要采取任何动
作、表情或语言对他们表示不满，即使记者的提问带有很强的
偏见或挑衅性，也不能显示出激动、愤怒或不耐烦的表情，说
话应有涵养，风趣而不失庄重。

发言人应具备有效传播与沟通能力，即涉及知识面、清晰
明确的语言表达能力、倾听能力及反应力、外表及身体语言。

发言人应熟悉原定计划并具备灵活调整计划的能力。同
时，头衔很重要，新闻发言人应该在公司身居要职，他们清楚
组织的整体情况、方针、政策和计划等问题，有权代表公司讲
话，具有权威性。在答记者问时，一般由一位主答人负责回

答，如涉及专业性强的问题，也可由他人辅助回答。

新闻发言人应具备回应尖锐敏感问题的能力。过分回避与忌讳并非最佳解决办法。此时，新闻发言人要善于"脱敏"，明确必须要坚守的底线和原则，用客观事实和精确数据说明一切。对于有多种答案的问题，发言人可以选择自己熟悉的，而且符合部门最想传达出去的部分回答，也可以提出所有答案一一列举回答；而对于狡诈的问题，如果无法回答，发言人应该解释无法回答的原因，并承诺一旦得到答案时会立即告知公众。

以下是发言人的基本准则：

随时：与相关部门、权威人士沟通，保持一致立场，言行高度协调。

切记：职责是传递真实、准确的消息，不是与媒体争辩是非。

必须：充分肯定媒体报道和舆论监督的善意及其对企业改进工作的积极意义。

不要：怀疑媒体的"动机"，指责记者"造谣污蔑"，率性流露对媒体或记者的不满。

注意：措辞、语调、仪容、着装和肢体语言。

力戒：情绪化，避免与媒体或记者正面冲突，简单问题复杂化。

[案例]···

2011 年马云正经历"支付宝风波"，5 月在参加全球数字大会时，有位美国女记者当面质问：听说你把支付宝装进了自己的口袋，像小偷一样？马云笑答：如果这样做了，你认为我还敢来这里吗？

面对尖锐的问题，不急不躁、不怒不跳，冷静面对，轻松的一句话就获得了四两拨千斤的效果。

（五）新闻发言人的专业素养

1. 仪态仪表

要求新闻发言人的个人形象风度和气质能够体现所代表组织的形象和气质。发言人要气质涵养好，仪表形象佳。哪怕一只手表也有它的内涵和寓意，如政府新闻发言人最好用银色，而企业发言人一般用金色。外交部女发言人章启月说："我觉得对于发言人这个工作来说，对男性、对女性应该都是一样的，非常有挑战性。但是对女性来说可能更复杂一些，比如说服装至少每一次都得要变换颜色，不能穿同样的西装。另外还需要一些小的装饰物，稍微点缀一下。在发型、化妆方面也要比男士花更多的时间，比如说我们其他男发言人中午可以休息一会儿，但是我从来不休息，要花时间来化化妆啊，吹吹头发啊，不能马虎。"由此可见仪态仪表的重要性。

2. 掌握相关背景知识，懂全局、知实情

作为一名企业新闻发言人，不仅要熟悉时事政治、最新方针政策，掌握新闻传播学、管理学、心理学等知识，还要求其熟知企业的历史渊源、企业文化、发展战略、经营理念、产品情况等。只有了解这些情况，才能在发布会中了解企业的立场及做出的决策等各个方面，从而做到言之有理、言之有据、随机应变，掌握企业形象宣传和维护的主动权。既满足了媒体的需要，又能恰当地表达企业的观点，从而达到宣传的目的。企业新闻发言人还应具备会表达、善应对、快反应、处置突发事件的能力。

3. 熟悉媒体

媒介素养首先要求新闻发言人熟悉媒体的工作流程，了解各种媒体的特征。其次要与媒体打好关系，有技巧有针对性地应对记者问，从而更多地获取媒体的理解和支持，有效地传播和维护企业的形象。就像一个销售员一样，要想成功地把产品推销出去，就必须抓住顾客的心理。

4. 业务素质

新闻发言人应掌握应对媒体采访的技巧，做到切换角色、进退有度、细节制胜、绝处逢生。掌握应对媒体的语言技巧，用词简洁、准确，主题突出，遇上无法回避的问题，尽量避免

使用带有不确定性或不友好的词语，力求风趣幽默、有亲和力等。语言和心理素质是成为一名合格的新闻发言人的必要条件。新闻发言人不仅要口才出众，才思敏捷，更要有在复杂形势下驾驭现场的能力以及灵活多变的公关能力。这不单单要求面对媒体时，能够顺畅地表达出其应该表达的意思，同时要求面对尖酸刻薄和带有偏见的问题时，能够冷静思考，逻辑清晰地作出回答。语言方面要求，表述简洁富有感染力等。新闻发布会节奏快，气氛较为紧张，这也就要求新闻发言人心理素质过硬，有强大的抗压能力以应对处置突发事件。

想要具备这四种能力，需要通过长时间的锻炼和学习逐步加以提高。

通过以上一系列有针对性的培训，企业新闻发言人的语言表达能力、媒介素养、突发事件应对能力和政策理解能力将会得到有效的提高，熟悉新闻发布事务、掌握专业化工作技能，同时还可协助企业建立完善的新闻发言人制度及危机处理体系，使公司企业对外信息发布更安全、更有效，也更能满足社会和公众的需要，进一步塑造良好的公众形象，满足企业不断发展的需要。

（六）正确处理与媒体记者的关系

媒体与企业是一种互动、平等的关系。一方面，企业用一种诚实、友好互动的方式传达本组织的观点，使企业的优点能够在某种意义上得到报道；另一方面，媒体用客观、专业的新闻报道原则传播企业信息。于企业而言，必须制定一套正式的媒体关系策略，确立与媒体打交道的理念和原则。著名报人邹韬奋始终坚持报刊要为读者服务，成为读者的好朋友。企业与媒体关系建立的核心，也应秉持和媒体成为朋友的原则。

和媒体成为朋友绝不是一朝一夕、一次两次能够实现的，所谓"冰冻三尺非一日之寒"，指的是企业想要和媒体成为朋友，需要时间和用心。那么，如何正确处理好与媒体记者的关系呢？我们可以注意以下几点。

1. 在非新闻发布会的普通日子里，企业也要主动和媒体记者多联系

（1）借助现代发达的通信技术，和记者朋友相互加微信、QQ好友，与之形成固定的好友圈，尽量多在群里问候、讨论；（2）积极组织线下活动。节假日问候媒体记者，组织室内外的节日活动、聚会，联络感情、增进了解。

2. 主动给关系好的记者一些"好处"

如在发布会之前，提前爆料一些内部消息给记者，能让他们获得"独家新闻"。在新的产品发布之前，给记者提前试用，提供与产品有关的技术信息，使记者感受到被企业重视的感觉。企业组织品牌文化活动、年会，邀请记者前来参加，提供好的采访条件，让记者感到舒适。

3. 与记者打交道一定要讲求诚信，不欺骗记者

真实是新闻的生命，如果记者因报道了企业提供的虚假信息，使媒体的权威形象遭到破坏，引发受众不满，这家企业一定会被媒体记入"黑名单"。诚信是一家企业最重要的财富，诚信不仅是对消费者的诚信，也是对媒体记者的诚信。

（七）新闻发言人的实战技巧

新闻发言人做好一系列的准备是新闻发布会顺利举办的基础。具体来说，企业新闻发言人在会前要做好以下准备：

1. 发布主题的确定

（1）出席企业相关的重要会议：整合包括企业营销策略、产品情况等资料与律师、财务、专家意见。

（2）建议企业作出何种反应：应当根据企业的实际情况提出有效的建议，并根据具体事件为企业提供专项的公关咨询和顾问支持。

（3）安排企业高层的公开活动日程。根据社会动态策划和安排企业高层的公开活动日程，为后期信息公开和发布造势。

（4）起草企业高管的公开发言和演讲稿。撰写公开发言和演讲稿是新闻发言人的重要任务之一。

2. 新闻性的提炼

在新闻发布会现场，发言人不是读文件，而是用生动的语言，抓住重点，把最重要、最有说服力的新闻性内容挑出来，吸引记者。因此新闻发言人会前准备工作很重要的一环，就是把文件中的工作性语言转化为新闻语言。

3. 与政府部门的沟通

对本行业现状及国家有关政策应有所掌握。

4. 与记者的会前沟通

提前与记者沟通有助于了解媒体及记者目前所关心的问题。其中一些关注度很高、带有普遍性的问题，要提前准备好口径，在发布会上如果有提问时就给予回答。会后与记者保持联系，跟踪报道情况，回应各种不实新闻和谣言，最大限度地扩大企业正面新闻的影响范围。

5. 做好舆情动态和口径的准备

（1）实时跟踪企业相关新闻动态。收集企业相关新闻，根据各大网站媒体新闻的发布情况、受众的反馈情况，制定相关关键词进行舆情监测和分析，定期撰写舆情报告。

（2）要向企业相关部门通报重大新闻。保证企业上下信息的流通性。才能保证各部门在事件发生时，能够根据政策、社会动态迅速地调整方针策略，降低各方损失。

（3）要评估媒体的报道与反应。在一个信息爆炸、文化多元的时代，要监测社会环境（时间和空间）与对象并及时调整策略。要用长期的发展的眼光来组织和领导传播活动的进行。需要针对对内、对外传播建立评估指标，包括从普通民众反馈、媒介反馈等多方面进行考核从而为能灵活调整策略提供参考依据。

第五章

怎样开好一场新闻发布会

一、会前准备——越充分越好

（一）内部要精心准备：不放过一个细节

1. 会场布置

会场的布置是一项烦琐的工作，必须考虑到各个细节。工作人员应该根据发布会类型的不同，确定好主席台及座签的摆放，接待台的布置，背景板、展板、横幅、宣传画等的设计和装贴，新闻室、直播间的安排等。综上所述，会场布置工作主要包括物料的选择和搭配、设备的调试和维护、具体事务的分工和协作三个大方向，会务人员根据现场变化随机应变。

（1）物料的选择和搭配。

会场布置所需的物料有新闻发布会的背景墙、各种大大小小的展板、宣传横幅、宣传画、宣传册、参会邀请函、桌签，以及其他与发布会有关的材料。

对物料选择和搭配的首要要求是：配色匹配新闻发布会的类型，所有物料的配色统一和谐。①例行日常工作新闻发布会，办得最多、内容最广，是企业对外形象的一个展示，物料配色庄重不失活泼就行。需要注意的是，主席台和背景板的颜色要和谐，避免撞色太强烈的配色，如红配绿。②产品信息新闻发布会，是一种产品营销，是企业展示核心技术的一个机会，物料配色应该稍微大胆出彩一点。可以用产品的颜色作为背景板、桌签、宣传画等物料的底色，注意不要太花哨。③重大事件新闻发布会，是企业好事能上头条的好机会，物料颜色与日常工作新闻发布会差不多，庄重不失活泼。④热点问题新闻发布会，坏热点配色严肃低调，好热点稍微出挑明亮。⑤突发事件新闻发布会，企业要迅速主动召开新闻发布会，所以物料准备从简，无须太多修饰。

对物料选择和搭配的要求还有：内容一定要正确无误。在制作桌签和宣传板等物料时，一定要仔细检查参会人员的名字是否正确、遣词造句是否得体。在发布会一切就绪时，特别观察一下，发言人身后的背景板和主席台上的标志，因为这部分内容会和发言人一起入镜，被广大观众收看到，如果有不妥，应及时撤换；如果上面的图文能起到正面宣传作用就更好了。

（2）设备的调试和维护。

随着技术的发展，一场新闻发布会所用到的机器设备越来越多，是真正的全媒体发布。新闻发布会需要用到的设备有：演讲台的大屏幕、电脑控制的演示系统（如 PPT 演示）、音响设备、灯光、话筒、视频材料、无线网络及相关设备、电视转播车、摄像录影设备等。在发布会开始前进行调试，正式开始时也要随机应变，需有维修人员在现场随时待命，也要提前准备备用的设备。主要的调试工作有：检查大屏幕和电脑是否正常运行、PPT 是否能打开、看得清楚，音箱是否能发出声音，手机及其他通信设备与音箱之间是否相互干扰、产生噪声，话筒的音质和音量是否合适，灯光是否能打开、光线是否合适，无线网络是否有网络、是否有突然断网的危险，电视转播车、摄影相机等大型重要设备是否能工作，空调、电源插座等小型设备是否完好。同时，对媒体记者提出的其他特殊技术要求应尽量一一满足，可以主动帮助媒体调试他们自带的设备。

（3）具体事务的分工和协作。

在发布会前应安排好每个工作人员在会场准备过程中的具体事务，明确分工、各司其职。会场布置工作主要有：现场嘉宾签到、资料发放（媒体接待人员）；整体调度、发布会工作应变、处理突发情况、迎接发言人等（总负责人）；调试现场音响、灯光、电脑屏幕等（设备调试人员）；安排记者座位、提供茶水点心等茶歇、递送话筒、播放 PPT 等（会场服务人员）。此外，还需要有翻译、速录工作的人员。速录人员应和记者与发言人保持合适的距离，太远会影响速录员听清内容，太近会干扰记者及发言人。所有的工作人员应该明确各自的工作，一定要随时在岗，出现问题时能及时在现场。工作人员都应该穿正装，佩戴统一的胸卡，会场的服务人员最好着相同的工作服，服装可提前统一发放。

（4）几种常见的现场布置。

发布会的形式、内容、规模不同，发布会现场的安排也会有所不同。随着高科技的发展，各种高科技产品在发布会现场运用得也越来越多，使新闻发布会更加生动和精彩。

召开日常工作、重大事件等新闻发布会时，如果发布内容相对平和，发布会的规模相对较小。可以采用与参会记者拉近距离的座谈会形式布置会场，这样最容易增加亲切感，更有利于交流（见图5－1）。

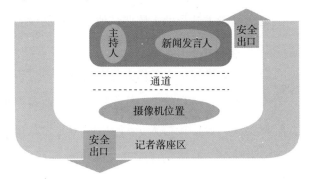

图 5－1

召开突发事件等新闻发布会时，事件重大、严肃，发布会规模较大。一般采用主席台加会场的形式，这样可以容纳更多的来宾，也显得更庄重（见图5－2）。

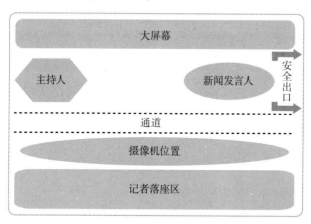

图5－2

产品信息的新闻发布会形式较多，高科技手段更多地在产品信息发布会上运用，这样就可以根据发布会具体的流程安排来设计现场布置（见图5－3、图5－4）。

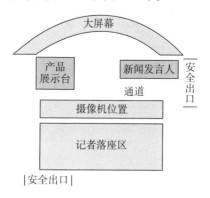

图5－3

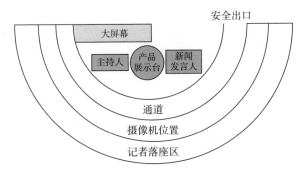

图 5 − 4

小贴士

（1）发布台附近一定要留有安全出口，以便遇到突发情况时主办方可以及时撤离；

（2）留好摄像机的摆放位置，电路要安排好；

（3）摄像机和主席台之间要留有通道；

（4）如果有重要媒体，可以提前安排好落座位置，贴上标签。

---

2. 人员准备

一场新闻发布会的成功举办应该是一个团队的努力，而不是某一个人的事情。一场新闻发布会的准备应该是所有成员的准备，包括发布会主持人、新闻发言人、接待人员，以及其他台前幕后的工作人员。他们各自有各自的准备工作和职责。

（1）主持人的准备。

主持人是一场新闻发布会的指挥者，发布会的流程、节奏、气氛都需要主持人来掌握。主持人应做好以下几项准备工作。

首先，是服装和个人仪态形象方面的准备。主持人的穿着应根据新闻发布会的类型而定，应该得体大方，不要过于花哨、喧宾夺主。新闻发布会的服装以西装最普遍、最保险，男女皆宜、美观大方，在各种场合被广泛穿着。主持人还应该具备良好的仪态、清晰的谈吐、标准的普通话。

其次，是材料串词的准备。主持词对整场发布会起到穿针引线的作用，包括宣布发布会开始、介绍参加发布会的重要人员、说明发布会的主题和主要内容、宣布提问环节、结束语等。这些不长不短的主持串词必须要简练，主持人应该参与发言人的主持词撰写工作，对串词了然于胸，能够用最顺畅的语言说出来，并且提前和发布人沟通。

最后，主持人应提前准备好怎样控制现场记者的提问。记者提问环节，选择哪些记者、先选择哪个记者提问、记者提问内容与发布会不符怎样解决……这些问题都需要主持人在会前准备好应对方法。

（2）发言人的准备。

新闻发言人是连接企业和媒体的桥梁。作为发言人，既要表达企业的立场和观点，也要具备记者的新闻敏感、表达能力。发言人的准备工作有以下几项。

首先，发言人应做好信息搜集工作。搜集媒体之前对本企业新闻发布会进行的相关新闻报道，将搜集的报道进行分类、分析，着重对工作产生重大影响的新闻报道进行分析，得出一定结论后，向上级汇报，根据上级的反馈提出自己的建议。以此来调整、完善本次新闻发布会，扬长避短。对企业内部信息进行汇总，将与新闻发布会有关的信息进行整理，着重突出对企业形象起到正面宣传作用的信息。

其次，发言人应准备各方的资料。材料分为主办方材料和给记者准备的材料。主办方的材料主要有主持人的主持词、发言人自己的发言稿、辅助性材料等。主持人的主持词应该与主持人一起商量拟定，最好以主持人最顺畅读出来为主。发言人自己的发言稿字数不宜太多，发布时间控制在合理的范围内，删去一些空话套话，多一些"干货"。可以给主持人一份发言稿作为参考，提前沟通。辅助性材料是可能用到的产品数据、发布会背景介绍、产品模型等。这些辅助性材料应该是锦上添花的，提高发布会的权威性、趣味性和重要性，能够更加直接地说明专业复杂的问题。给记者准备的材料主要是新闻稿、背景资料、问答资料、发布会宣传册、与会人员通信录等。如果有外国记者参与，应该准备英文材料。

最后，发言人应该准备参加发布会记者的名单和接待工作。发言人确定好参加发布会的记者名单，安排哪些人去哪些地方接记者，接到记者后怎么安排住宿、就餐，怎么安排记者参加发布会的座位（哪些记者坐在一起、哪些记者坐前排、哪些记者坐后排），与专职报道该领域的记者保持怎样的距离，原定的媒体没有赶到怎样处理等，所有与媒体记者有关的问题都应该考虑到。

（3）其他工作人员。

一场新闻发布会的顺利举办依托于所有的工作人员，哪怕是倒水、端盘子的志愿服务人员、机器设备的调试人员，也是非常重要的角色。

首先，所有的人员应该清点自己负责的材料和设备，保证其数量和质量。设备调试人员应事先检查音响、灯光的数量是否充足，质量是否过关，电源插座、网络接口是否完好，电脑是否能连接到网络。会场服务人员应该清点桌签是否遗漏、现场座位是否够用、点心茶水是否充足等。

其次，每个岗位的人员应该相互核实各自的工作，避免重复和部分工作无人在岗。必须明确以下工作有人负责，如材料散发、视频资料发布（放 PPT），引导参会人员签到、进入采访的房间，为电视转播车准备附近的停车场，确保有足够的人手处理细节及突发性状况等。

最后，所有的工作人员应注意自己的服装、服务态度等细节问题，最好是穿着统一的服装，这样方便相互辨认、彼此交接沟通工作。在为参会的媒体记者们服务时，应该面带微笑、语气亲切，这在一定程度上代表着企业的形象，会给记者良好舒适的感觉，有利于提升他们对企业的印象。

3. 材料准备

发布会的材料分为两大类，一是主办方（发言人）给自己准备的材料；二是发言人给记者们准备的材料。"巧妇难为无米之炊"，没有这些材料，新闻发布会也不能顺利召开。

（1）给主办方准备的材料。

给主办方准备的材料部分主要有主持人的主持词、发言人的发言稿、情况介绍的材料（可有多种形式）、记者问答参考、其他材料。

主持人的主持词对整场发布会起着穿针引线的作用，在每一个环节中起着承上启下的作用。发言人的发言稿是记者报道的重要来源，应充满信息点和"干货"。用词应以口语为主，如果有太过专业化的术语，也应用记者能理解的方式表达。

情况介绍的材料应该准备充分，以弥补发言稿中没有提到或者没有说明白的内容。介绍发布会的材料应该有多种形式，如文字、图片、视频、数据、音频等，全方位地介绍、展示发布会，它们可以丰富发布会的内容，增强权威性、趣味性、参与性。

其他材料需要根据具体情况而定，随着发布会的进程补充材料。

（2）给记者准备的材料。

给记者准备的材料有新闻通稿、与发布会有关的事实资料、背景资料、问答资料、参会人员资料、其他资料。

①新闻通稿一般包括新闻发布会最重要的内容。有点像消息的写作模式，必须具备几个基本要素，如时间、地点、事件、人物、起因、经过、结果等，在通稿里应一一交代清楚这些要素。新闻通稿篇幅不长，但是一定要规范、正面，要像真正的新闻稿一样吸引受众阅读。

②与发布会有关的事实资料是记者需要的报道材料，应以易于记者阅读的形式编排，使记者很容易捕捉到新闻点，找到新闻线索，从而写出来的报道也更加有价值。

③背景资料是一种补充形式的资料，一定要与内容有关联，否则会浪费记者的阅读时间，并对报道起不到任何作用。背景资料也要注意新闻性，新鲜、趣味、新颖，使记者读起来轻松。对于一些专业名词，可以做简单解释，便于记者写作。

④问答资料能为记者提供报道建议、确定会上没听清楚的信息。有些问答资料能激发记者寻找到新颖的报道角度。新闻发言人应根据不同媒体的需求和发稿量，提供不同的问答资料。

⑤参会人员资料介绍每位专家的基本情况和擅长的领域，便于记者会中提问和会后补充采访。参会人员资料应包括专家

的姓名、单位、职务、研究方向、联系方式、照片等。

⑥其他资料需要视具体情况而定,随着发布会的进程补充资料。

(二)媒体沟通不漏掉一个问题

记者和新闻发言人都应该相互了解对方的工作特点,发言人离不开记者,记者也需要发言人的权威信息。企业应该和记者成为朋友,每次新闻发布会应与媒体提前沟通,为记者提供全套服务。

1. 日常招待

新闻发言人确定好最终参加新闻发布会的记者名单后,就应该着手开始为记者提供日常接待服务。

首先,在新闻发布会开始前,每隔几天便要发短信或者打电话提醒记者召开新闻发布会的时间、地点等信息,以免记者由于时间太长、工作繁忙而忘记参加发布会。一定要和记者核实是否能按时参加新闻发布会,一旦有记者临时参加不了,企业应随机应变,不影响原计划。如果是突发性事件新闻发布会,则应该及时联系记者,尤其是经常打交道的记者,让他们有个缓冲的时间参加新闻发布会。

其次,到了新闻发布会开始阶段,发言人应安排工作人员去机场、高铁站迎接参会记者。提前获取每个记者的抵达时间，每个工作人员负责几个抵达时间和机场、高铁站相同的记者。如果人手充足，最好一个工作人员全程负责一个记者，这样就不会让记者在机场等候太久，接到记者后，安排每个记者去酒店入住、就餐，确保他们都休息好。

最后，安顿好记者后，工作人员应去发布会现场确定记者的座位，提前摆放好桌签。一定要合理地安排好每个记者的座次，哪些记者坐在第一排、哪些记者适宜坐在一块、哪些记者可以安排在后排、哪些记者放在拍照角度好的座位等。在突发事件发生后，为记者们设立新闻中心，随时通报最新情况，在每个座位给记者准备发稿用的网线、电源、电脑等设备。如果工作紧张，还需要为他们提供简便的快餐。

2. 接洽沟通

新闻发布会开始前，发言人在资料准备阶段会为记者准备资料，如新闻通稿、与发布会有关的事实资料、背景资料、问答资料、参会人员资料、其他资料。记者方也会根据这些材料拟定一个大致的采访提纲。双方一定要根据相互掌握的资料提前进行沟通。

对新闻发言人来说，应该做到为了记者的便利，不怕麻烦地事先为媒体复印发言人讲话稿、用可以发表的媒体报道语言写新闻通稿、提供几个有新闻价值的采访角度或线索供不同媒体使用，准备好多媒体表现形式的 PPT 材料打包发给记者，提供专家的名单和联系方式，使记者可以追访。最后，可以贴心地将以上材料列出一个完整的清单，便于记者查找自己需要的资料时一目了然。

新闻发言人一定要主动和记者接洽沟通，在工作中"以我为主"，把记者的注意力吸引到发布会要传递的信息上来。记者拟定的采访提纲也是建立在发言人提供的各项资料上，紧紧围绕企业发布会的主题。新闻发言人要持续不断地和记者沟通，为他们答疑解惑，做到信息公开。通过不断地向记者们提供信息来确保记者报道内容中官方信息占相当大的比例；确保新闻发言人的观点是媒体报道中的核心观点，对企业形象发挥正面作用。值得注意的是，发言人和记者应该真诚沟通，少一些空话、套话、官话、术语，多一些有新闻价值的信息。

3. 实地走访

记者采写一篇新闻报道，往往需要跑不同的地点，采访不同的人。主办方提供的新闻通稿往往不能满足记者的报道需求，而企业想达到最佳的宣传效果，也不能只向记者开放新闻发布会现场。即使记者不提出参观企业生产车间、内部办公场所的要求，发言人也应该亲自或者安排工作人员带领记者参观企业的各个部门，全方位向记者开放。使记者能够深入一线，获得更多的写作灵感，发表更精确、客观、详细的企业报道。同时，发言人也应该提前到发布会现场模拟发布会，尤其是对于一些涉及敏感问题的新闻发布会以及缺乏与记者打交道经验的新闻发言人。

第一，发言人应该安排专业的技术工人或者车间负责人为记者进行专业的讲解。在没有突发、重大事件的时候，通过参观生产车间这类活动，使记者关注你的部门、产品，塑造企业良好的形象。这类活动可以积聚人气，可以在车间门口放一些醒目的宣传介绍广告牌，记者可以自由参观。记者可以直接采访车间技术工人并提出一些专业问题，而不需要通过发言人，这样可以提高工作效率。参观生产车间、办公场所可以使记者更有参与感、现场感，写出来的稿子会区别于新闻通稿，更有细节感、可读性、权威性。如果是产品信息新闻发布会，可以让记者在生产车间进行直播，带领网络受众一起走进神秘的企业生产第一线，或者拍摄一些正式报道需要用到的画面和照片，使新闻发布会的报道更丰富。这种深入内部的参观采访后的报道，传播效果一定大于只有新闻发布会现场的报道。

第二，在记者参观生产车间时，可以适当地向记者发放一些福利，如安排他们进行新品的提前体验、使用，赠送参观车间的记者们一些小礼品，参与产品的生产体验等，这也是拉近企业与记者之间的距离，与他们成为朋友的一个重要途径。没有调查就没有发言权，只有真正去生产现场考察过，记者们的报道才能更有说服力。

第三，在记者参观公司内部办公场所时，工作人员们应在自己的岗位工作，如果记者需要提问，应积极配合记者的采访。记者们来到办公地点参观就是客人，所有员工应该展现企业的风貌，友好大方，气氛融洽自然，使记者不拘束，感到自在。记者可能会利用这个参观机会，问到即将开始的新闻发布中的不明白之处、发言人所给资料中的不理解之处，企业一定要安排专业负责人为记者解答。整个参观应该是轻松随意的，为新闻发布会预热。

第四，参观完生产车间、内部工作场所后，需要休息的记者安排其回酒店休息，需要参观发布会地点的记者统一安排参观。发布会的地点主要考虑给记者创造各种方便采访的条件。一是交通应比较便利，能够方便记者停车，离记者入住的酒店也不宜太远。二是会场设备齐全，如有满足拍摄需求的辅助灯光、网络直播需要的无线网络、网络插口、扩音设备、电源插座等，尽可能满足不同类型媒体的技术需求，并且要反复检查维修这些设备。三是会场应该相对封闭安静，以免流动人员太多、噪声太大，影响新闻发布会。记者一般需要提前去发布会现场参观，确定自己的座位、确定拍摄角度、确定机器的摆放位置、与技术人员沟通、调试设备……如果是突发性事件新闻发布会，可以在保障安全的情况下，将发布会安排在事件现场，记者更应该早点到现场走访，熟悉环境。

第五，在发布会前一天进行一场模拟发布会，其实就是彩排演练一下第二天的新闻发布会。模拟新闻发布会应该按照正式设计的新闻发布会的流程进行一遍；如果时间不允许，可以只模拟发布会中最核心的部分，有针对性地改缺补差，如重点模拟较难的记者提问环节，以及发言人与主持人之间的衔接配合等。模拟新闻发布会应该将可能出现的最尖锐的问题提出来，然后大家一起集思广益去解答，这样可以使发言人在真正的新闻发布会上更加淡定自信。模拟发布会可以邀请关系较好的记者参加，并且在正式的发布厅进行，使其更加接近真正的发布会，更有正式感。发言人在模拟发布会时，不要仅仅是走过场，而是应该留意一些问题：哪个部分问题最难回答、哪几个记者的问题最刁钻、哪种情况下自己的情绪最不稳定、哪种措辞更加得体、哪个站姿使自己最舒服、节奏多快才比较合适……模拟发布会后，所有参加的人员随即召开一个交流会，相互讨论、提出意见、总结经验，然后汇总，将容易出错的地方标注出来。模拟发布会可以提高发言人的熟练度、增强其信心，确保发布会的顺利进行。

二、 会中——越谨慎越好

（一）进场环节

在发布会正式开始前，主办方工作人员应提前一到两个小时到达会场，检查一切准备工作是否就绪，将会议议程精确到分钟，并制定意外情况补救措施。

1. 检查场内设备

发布会场内最主要的道具是麦克风和音响设备。一些需要做展示的内容还包括投影仪、笔记本电脑、连接线、上网连接设备、投影幕布等。相关设备在发布会前要反复调试，保证不出故障。最后，根据会议的规模大小配置相应数量的摄像机，检查摄像机是否完好并有充足的电量，再次确认摆放位置是否合适。如果是举办产品发布会，还应检查展示的产品是否能正常使用。

2. 安排人员就位

首先，请礼仪小姐或者企业内部工作人员做好迎宾工作，根据会议的性质，如在举办重大事件新闻发布会时，最好在多个地点安排引导人员，如大门、楼层门、会议室门都应该安排接待人员。还应注意的是，接待人员的穿着也是展现企业形象的一部分，服装的选择应符合发布会的风格并且较为正式与统一。其次，确认场内工作人员已经到场，包括场内服务员、摄影师、灯光师、主持人助理等人员。最后，提前联系主持人和发言人，确认会议的重要人物已经到场。

3. 接待与会嘉宾

不同类型的嘉宾应由不同的接待人员接待，如果是媒体记者，应安排善于跟媒体打交道的公关经理接待，如果是重量级嘉宾，应安排与嘉宾熟悉的并且也是活动的主要负责人接待。嘉宾的签到表应按字母排序，相同类型的嘉宾的名字应放在同一张表格上，以免出现签到时花太多时间找名字的情况。通过嘉宾签到，实时确认嘉宾到场人数，开始前半小时还未到场的嘉宾，应该及时进行沟通，确认是否继续参会。

分发的资料主要是让参会来宾能够大致了解新闻发布会的主体内容和议程，了解相关的背景资料。同时，应该安排礼仪小姐引导嘉宾有序入座，避免嘉宾寻找座位造成现场混乱或人群扎堆。

（二）发言环节

1. 主持人与发言人

（1）主持人环节。

发布会开场由主持人发言宣布发布会正式开始。主持人作为主持者和组织者，应充分发挥穿针引线的作用，做好介绍嘉宾和发言人、公布发布的内容、提问环节以及控制会议的时间等工作。一般来说，一场发布会控制在两个小时之内，主持人的讲话应简短，把更多的时间交给发言人发布内容。

主持人是现场氛围的重要把控者。例如，在产品信息发布会中，主持人应起到调节气氛的作用，将嘉宾的注意力转移到新品上。这需要主持人提前做好准备，并与发言人配合，共同完成产品展示。为了加强宣传的效果，主持人还可以邀请媒体记者体验新产品，获得良好的体验才能加深媒体对新产品的印象。

主持人是现场秩序的重要维护者。在热点问题新闻发布会和突发事件新闻发布会中，主持人应提高应变能力，不管是正面的事件还是负面的事件，都应该沉着应对，将更多解释的时间交给发言人。对于冷场的情况，主持人可以转移话题或者用幽默的话语化解尴尬的气氛。在发言环节，主持人应提醒发言人注意时间，避免时间的拖延。如在讲台上放一盏灯，由主持人控制，当报告还剩下 5 分钟的时候亮起，还剩下 1 分钟的时候闪烁。

（2）发言人环节。

主持人开场完毕之后是发言环节。每位发言人应控制自己的讲话时间，可以根据发言人的数量控制发言时间，以便为后续互动环节的嘉宾提问留出时间。一般来说，发言人分为主要发言人和次要发言人，主要发言人发布整场会议最重要的内容，次要发言人起到辅助的作用，补充主要发言人发布的内容。

发言人要注意的事项有以下几点：

注重发布的质量。发言人发布的内容是整场发布会的核心，也是新闻稿中的重要组成部分。发言人在发布内容时应注意：一是紧扣发布会主题；二是确保发言内容的真实、准确、简洁；三中避免发布的内容过于枯燥；四是针对不同类型的记者给出新闻点。

对于产品信息发布会的发言内容，应强调产品的性能和创新之处，展现企业自身的研发水平。发言人可以把握适当的时机邀请媒体记者或者嘉宾体验新产品。

对于日常新闻发布会的发言内容，应强调企业日常工作的要点，避免发布琐碎和枯燥的信息。应简明扼要地阐述企业现阶段的工作现状以及取得的成果，让记者和嘉宾可以抓住重点。如企业开展一项公益活动，应说明公益活动的主题、背景、方案、进展以及效果，而这其中的进展和效果就是该场公益活动的核心内容，应该作为重点部分发布。

对于突发事件或者热点问题的发言内容，应强调事实的真实性和准确性，澄清谣言，回应热点话题，不要回避话题。如面对突发的负面新闻事件时，应坦然接受社会和媒体的监督，主动跟进调查，向公众解释原因，并表态会迅速以何种方式解决。

对于重大事件新闻发布会的发言内容，应强调事件的重要性和显著性。说明企业的发展现状和能力表现，让公众对企业有一个系统的了解，并着重突出企业的品牌价值和发展潜力。

注重发言的礼节。发言人的礼节体现了发言人的素养，也是企业对外的一张重要标签。因此发言人应注意以下礼节：一是发言人应掌握好发言的语速，尤其是在国际性的新闻发布会上应配备专业的翻译，注意语速不宜过快，让翻译和听众都能清晰地听到发言人表达的内容；二是发言人应避免读发言稿，应学会用心演讲。只有用心的演讲才是跟嘉宾沟通的有效方式，否则会显得呆板和诚意不足；三是举止大方，谈吐有风度。发言人在面对受众讲话时，不要对着屏幕，应面朝受众诚恳地发言，同时应避免使用过多的幻灯片。

对于突发事件或者热点问题新闻发布会，尤其是面对负面的危机事件时，发言人应承认事件的严重性，发言的语气应严肃，态度应谦卑。适当放低姿态以退为进，主动并诚恳地告知受众企业下一步将要采取的应急措施。

对于产品信息和重大事件新闻发布会而言，发言人应以饱满的状态和热情介绍产品的优势或者企业取得的重大阶段性成果，自信的发言状态最能表现出企业的生命力。只有对自身的产品有信心，才能吸引消费者有兴趣使用该产品，所以产品信息发布会的发言人应当具备高超的口才、敏锐的观察力和创新的思维。

其实，对于任何形式的新闻发布会而言，发言人都要谨慎、严肃地对待。总的来说，重大事件新闻发布会对发言人的综合素质要求最高。如果有来自境外的嘉宾和记者参与，还应考虑到不同文化背景带来的礼节差异。一般来说，境外的记者提问较为犀利，个别有备而来的记者提问刁钻，这种情况十分考验发言人的应对能力。应做到泰然自若、从容不迫、善待记者、得体回应。如果确实是企业自身存在问题，应表现出弥补失误的决心。发言人在回答时应善用过渡，并非所有问题都要回答，注意回答问题前必须及时纠正错误，还应善于转移视线，学会用法规、口径、宏观政策回答微观问题。

2. 如何处理突发情况

（1）设备故障。

当发布会中设备出现故障，应立即派技术人员进行抢修，并对在场的来宾说明原因并致以歉意。遇到长时间无法修好的仪器，负责人和发言人应随机应变，尽最大努力减少失误带来的冷场和质疑。可以暂时跳过这一议题，或者简单处理议题，避免维修时间过长而浪费时间。设备故障是企业新闻发布会中的低级错误，这样的失误是原本在准备阶段可以避免的，因此必须对相关负责人员进行究责，加以警醒和适当地批评才能避免下次发布会再出现类似的错误。

（2）现场冲突。

发布会有时会出现冲突的情况，尤其在负面的突发事件新闻发布会上最容易出现冲突。如安全事故的发布会现场，现场除了记者提出比较敏感的问题外，也许还会有当事人家属等，可能会产生比较激动的情绪或者激烈的冲突。一旦有人在会场晕倒或者受伤，要有专门的医疗队在现场待命，以便对患者进行救助，防止更严重的事情发生。如果突发事件是尖锐的矛盾或者社会问题，主办方应在发布会现场或者附近配备安保人员，防止部分参会人员情绪激动导致现场冲突带来人身伤害和财产损失。发言人和主持人应在会前做好预防突发事件的准备，控制现场的气氛，采用安抚和劝导的方法先让各方面人员稳定情绪。

（3）冷场氛围。

发布会也可能出现冷场的情况。这类发布会的话题相对平和，尤其多见于日常新闻发布会，记者的关注热情不高，提问频率也比较低。为了避免冷场的情况出现，可以提前跟记者商量好，在冷场时帮忙提出一些热场的问题。这样可以避免尴尬，还可以对其他记者起到抛砖引玉的作用，为其他记者的提问提供思路。如果没有提前与记者沟通，主持人或者发言人可以引导记者提问，如从某个具有针对性的话题入手，将话题引出，再看看是否有记者提问。同时要注意挖掘新闻点，将不同新闻点的信息传递给不同类型的记者，记者一旦有兴趣，就会提问。

（4）敏感问题。

关于敏感问题的回答也是新闻发布会突发情况的常见情况之一。一般来讲，记者提出的敏感问题容易出现在突发事件新闻发布会和热点问题新闻发布会上。为了避免敏感问题的出现，可以事先与记者进行沟通，统一口径。对于可以回答的敏感问题，发言人应做好周全的准备。一些敏感话题是公众关注的焦点，也是无法回避的痛点。因此，如果出现超出口径的敏感问题，发言人应凭借自身的专业素养和判断能力，给予合适的答复。

（三）营造不同发布会的气氛

新闻发布会的现场是整场发布会流程中的重要部分。为了让发布会有序进行，创造一种感受以便传递准确的信息，不同类型的发布会应当营造不同的氛围。这不仅需要提前进行场地布置和流程规划，还需要发言人把控好现场的气氛。

1. 日常工作新闻发布会氛围

召开日常工作新闻发布会是企业对外传达日常工作进展的一条重要渠道，包括企业的日常工作流程与安排、经营状况报告，社会实践活动展示等。企业日常发布会一般具有周期性，每年定期召开，可以提前做好充足的准备。因此，日常工作新闻发布会的气氛较为融洽，不紧不慢，井然有序。既不像新品新闻发布会和重大事件新闻发布会那样热烈，也不像突发事件新闻发布会那样紧张、低沉。在场地的选择上一般选取企业的办公场地，如小型会议厅和讨论室。布置日常工作新闻发布会的现场时，在涉及多媒体设备使用的情况下，应采用可调节明暗的灯光，挑选柔和、舒缓的背景音乐风格来暖场，同时应注意主题背景板上的颜色、字体要美观大方。

[**案例**] ···

一次，中国石化西南石油局在元坝净化厂举行安全生产新闻发布会。中国石化西南石油局相关领导干部及应邀而来的全媒体记者参加发布会。当天，与会人员还现场参观了元坝气田控制中心，观看了消防应急演练。

分析：这是一场日常工作新闻发布会，目的在于展示中国石化的安全生产工作。安全问题关乎石化企业的声誉，发布会现场的气氛偏向严肃、平静、稳妥。增加户外的消防应急演练环节，目的在于使发布会的内容更加丰富，新闻呈现更具现场感，避免枯燥。一般情况下，负责人需要严格按照流程进行发布会的各个环节，顺利将信息由媒介传达给受众。其中，整个发布会应体现出主办方对本次发布会的重视程度，不用刻意去营造出一种氛围。

2. 重大事件新闻发布会氛围

重大事件新闻发布会关乎企业的整体形象，对企业未来的发展道路有着至关重要的影响。例如，即将举办重要的大型活动，取得了重要的技术或者业绩突破等。一般来说，重大新闻多为正面新闻，发布会现场布置的氛围偏向于积极、热烈、隆重。会场的大小应根据参与发布会的人数而定，室内发布会可以选取办公的会议厅和酒店的会议场，选择场地的风格要注意与发布会的内容相统一。在天气允许的情况下，特殊的发布会可以选择在室外进行。

在灯光的选取上，尽量采用明亮的暖色光。背景音乐一般在出场环节、高潮环节和结束环节出现。在风格的选取上，重大事件新闻发布会的背景音乐可以用欢快热烈的交响曲烘托恢宏的气氛。

[案例] ···

2000 年 6 月，刚刚成立不久的百度在香格里拉大酒店举办了第一场新闻发布会。为了开好这场发布会，百度事先准备了一些发布会现场常遇到的问题，还安排到场的媒体记者亲自体验用百度进行上网搜索。可惜百密一疏，发布会开场前一分钟，网络突然中断，百度的网页调不出来，什么也演示不了。当时公司的几个创始人心急火燎，李彦宏在台上的声音也一下子变调了。随后的记者提问时间，主持人一再提示，却没有一个记者举手发问——此时，国内众多媒体记者对搜索引擎技术还没有明确的认识，甚至很多记者还不知道百度和李彦宏究竟是做什么的。

（摘自《李彦宏初创期：第一次新闻发布会气氛尴尬》）

分析：这是一场失败的新闻发布会。百度当时作为初创公司，由于准备不周全，导致第一次发布会的场面陷入尴尬的境地。而且作为以技术见长的互联网公司竟然在发布会上出现了网络连接的问题，可想而知，当时媒体记者对百度的印象恐怕是大打折扣。另外，作为新闻发言人，李彦宏的发言缺乏接近性，没有传递出准确的信息，记者无法领会发言人想要表达的意思，最后导致无人举手发问的局面。如果记者都无法领会发言人所要表达的意思，那么登载出的新闻稿也无法达到良好的传播效果。这场尴尬的新闻发布会无疑对初生的百度是一个不小的打击。

3. 热点问题新闻发布会氛围

热点问题新闻发布会主要针对企业近期在社会上引起广泛关注的事件进行发布，有可能是中性事件，也有可能是负面事件。这时发布会的现场应根据不同性质的热点事件营造不同的气氛。不管是什么热点问题，企业方都应该保持冷静的态度面对媒体记者，展现出企业方对事件的重视态度。如果舆论持续发酵，事件热度持续升温，企业应多次举办发布会进行信息公布。

一般情况下，热点问题和突发事件的新闻发布会气氛较为紧张，在背景音乐的选择上，宁可不放也不要放错，尤其是负面事件的新闻发布会不适合播放背景音乐。发布会的现场布置风格应简洁大方，尽量选用黑蓝灰等冷色调的布置风格，避免使用喜庆的颜色。

[案例] ⋯⋯⋯⋯⋯⋯⋯⋯⋯⋯⋯⋯⋯⋯⋯⋯⋯⋯⋯⋯⋯⋯⋯⋯

前些年，某洗护集团被媒体报道出产品中含有致癌物质，一时在公众间掀起轩然大波。但集团的媒体沟通会多次延期，以及上海员工与新闻媒体的"冲突事件"等意料之外的情况，也使该公司在面对负面新闻时的公关效果多少打了折扣。在发布会上，负责人落下眼泪，直言是恶性竞争导致同行落井下石。

分析：一直以来，食品安全、产品质量问题常常成为社会热点话题。热点问题以负面为主，常常关乎企业的声誉，企业应控制好新闻发布会现场氛围，避免与记者产生正面冲突。以上案例中，新闻发言人直言恶性竞争导致同行落井下石，这种对同行的负面评价不仅有损发言人的形象，也间接影响了企业的社会形象。在面对热点问题的发布会现场，发言人应谨言慎行，时刻注意自己的言行举止，不传播负面信息和负面情绪。

4. 产品信息新闻发布会氛围

在专利产品新闻发布会上，企业将自身取得的研发成果进行公示，不仅是企业工作进展取得突破的展现，也是传播良好企业形象的一次机会。新产品的出现对于企业来说是一件值得庆祝的事，也是向消费者宣传产品价值的机会。因此，专利产品的新闻发布会较为灵活多样，可以增添更具轻松趣味、富有人情味和创造力的元素，让活力四射的气氛笼罩发布会的现场，激发人们的好奇心。

无论是会场布置的颜色还是背景音乐的风格都应跟企业的整体氛围和产品的类型有关。一般来说，新品发布会适合播放节奏快、兴奋、欢快的音乐，整个会场布置的颜色以活泼、亮丽的色调为主。发言人的发言语气应热情、轻松，从而起到调动现场气氛的作用。

[**案例**] ···

一次，某地产公司发布会在杭州举行商品发布会，现场吸引了 5000 人前往见证，线上百万人参加观看互动。光发布会外场"飞机"的"意外空降"，就惊艳了所有宾客。此外，发布会现场不仅有史无前例的超炫灯火秀、澎湃大气的预告屏，还有绚丽多姿的舞蹈节目。加上 40 米超炫酷屏幕、美轮美奂的舞台作用，一场气势恢宏的视觉盛宴，让现场的氛围持续高潮！

分析：对于类似以上案例的新品发布会，现场氛围追求的应是一种热烈、喜庆的效果，整个场面给人印象深刻。要做到让人难忘，就要与众不同，唯有做到别具一格才能让媒体迅速寻找到新闻点。如果发布会索然无味，就难以引起记者的关注，更别提通过发布会的宣传来吸引更多的消费者了。

5. 突发事件新闻发布会氛围

突发事件新闻发布会在大多数情况下来自突发的负面事件，具有爆发性和不可预见性，常常因为不能及时处理而引发社会舆论，影响企业形象。所以一般突发事件新闻发布会比较仓促，一两天后就应该召开。因此，企业往往来不及设置场地，往往选取较为方便的会议室，省略不必要的装饰和使用简单齐全的设备，发布会可以正常有序召开即可。同时还需要策划人员在短时间内制定出发布会的流程和注意事项。

发布会的现场布置风格应庄重、正式、稳重，尽量选用黑蓝灰等冷色调的布置风格。首先所有发言人应准时参与；其次出席的人员应在企业中占有一定的分量；最后发言人的态度应体现出十分关切事件的调查和进展，说话语气应和新闻事件的氛围相匹配，以此体现出主办方对该事件的重视程度。

[案例] ....

2017 年 4 月 9 日，美联航一班由芝加哥飞往肯塔基州最大城市路易斯威尔的国内航班，因超额订票而将一名不愿意下机的美籍越南裔乘客强行拖走。该暴力事件引发全球关注，中美社交媒体上出现大量支持受害者同时谴责美联航的信息。事后，美国联合航空发言人表示，公司遵循正确的程序，指该航班必须起飞，故通知芝加哥警方协助。公司的首席执行官穆尼奥斯在发布的第一份道歉声明中，将事件轻描淡写为对乘客的"重新安置"，并在此前发送的公司内部邮件中表示支持涉事人员，称他们"按照既定程序应对相关状况"。两位发言人的发言在社交媒体上迅速掀起了次生舆论，大量网民对公司欠诚意的态度表示不满。直到第三份声明，穆尼奥斯才第一次对遭受暴力驱逐的乘客道歉，却难以挽回美联航在这次事件中的名誉和经济损失。

分析：这是一次糟糕的新闻发布。从以上案例可以看出，涉事公司一开始仅通过两位发言人发布声明来处理本次危机事件，并没有体现出公司对本次突发事件的重视。直到舆论发酵引发社会谴责和公司因为该事件造成经济损失之后，公司才采取道歉和赔偿的手段进行危机公关。对于突发事件，尤其是负面新闻，企业应及时开展新闻发布会抢占先机澄清事实。如果是由于企业造成不良后果，应进行自我管理的反省，采取道歉和相关补救措施，而不是等到舆论影响企业声誉之后才被动采取行动。

（四）互动环节

1. 提问环节应兼顾不同媒体

发言人发言结束之后，会预留时间邀请媒体提问。此时，主持人选择记者时应该兼顾不同类型的媒体，电视、广播、报社和网络媒体的记者提问比例应当相同，同时还要兼顾不同领域的媒体，分为综合性和专业性的媒体。现场应准备至少两支话筒，方便记者传递并节约提问时间。话筒不能太多，容易产生多个人用话筒同时发声的情况；也不宜太少，否则传递话筒浪费大量时间。每个话筒都要由专人负责看管，不可让没有被允许提问的记者或无关人员抢话筒发言。一旦发生抢话筒的情况，话筒负责人要及时采取措施制止，避免更严重的冲突发生。话筒的传递需要话筒负责人交给发言记者，发言记者提问结束后，话筒负责人要及时收回话筒，等下一个记者提问时再递上，发布会现场的发言要有序进行。

2. 主持人应控制提问的时间

一般来说，发布会后的提问时长应控制在半个小时以内，每位记者的问题不超过三个，一到两个为佳。发言人回答记者提问时应切中要点，避免跑题，一般时长控制在两分钟以内。如果还有记者想要提问，主持人可以邀请记者在发布会结束后对相关发言人进行单独采访。

3. 为记者提供拍摄的时机

一些重要的节点，需要记者拍照，应为记者留出合适的时间和地点。在一些重大事件新闻发布会上，如果出现揭牌仪式，应为记者提供合适的时间拍下揭牌的过程，在嘉宾和发言人合影时，为记者拍摄提供合适的站位。一些需要直播的发布会上，应事先与记者做好沟通，确认记者会站在哪些方位进行直播。发言人、主持人以及会场的工作人员，都应以最好的精神面貌出现在镜头面前。尤其是发言人应时常面对镜头，不能总是低头读稿子，目的是让记者有更多的时机拍摄到发言人的发言状态。如果有记者在发言人发言时错过拍照时机，提出重新拍照，发言人应积极配合记者的合理请求。

4. 会后做好接待工作

主持人宣告发布会结束后，实际上发布会还未真正结束，会后的接待工作同样重要。一方面，应接待好会后需要采访发言人的记者，设立专门的采访台，安排发言人或者相关管理人员接受采访；另一方面，负责人应为紧急截稿日内必须完成的记者准备新闻室，后续接待人员可以邀请记者一同吃饭。对于一些大型的会议，如国际性的重大事件会议，应延长新闻室的开放时间，在新闻室中配备完善的设备和茶水。对于除了记者之外的重要的嘉宾，接待人员也应加以款待，引导嘉宾去休息室或者参加后续的活动。

三、 会后——越详尽越好

召开新闻发布会的目的一般来说主要是信息发布、形象宣传、驳斥谣言、凝聚民心、引导舆论等。所以，在新闻发布会召开后追踪和整理发布效果，对决策者调整策略，新闻发布后的后续工作开展尤为重要。

新闻发布会的结束，并不意味着整个新闻发布的工作就完成了，还需要做好三个方面的工作：及时给与会记者和未参会记者提供逐字稿、图文材料、通稿等，并督促和跟进其发稿反馈，是新闻发布会具体效果呈现的主要部分；发布会结束后的媒体反馈，如何引导媒体进行正面报道扩大影响，如果出现次生负面舆情又应该如何处理；撰写报告和总结。为确保议程设置及信息反馈的效果最大化，具体来说要做到以下几点：

（一）跟进报道

发布会结束后，业务人员要与参会记者及未参会记者保持联系，除了与记者进行必要的一对一的有效沟通，还可利用互联网平台，建立讨论群进行统一的管理和跟进。

1. 跟进与会记者

除了提供发布会现场所述的基本会务材料，跟进与会记者主要有两种情形：第一种情形是记者要求获得更为详尽的资料，业务人员无法立即提供并承诺会后及时提供的，这种情形在一对一的专访后尤为常见；第二种情形是在发布会中，对于个别记者感兴趣的问题或者回答起来比较冗长不适合立即做出回答的，发言人可能做出会后给予回复的反应。在这种情况下，务必由业务人员做好记录并第一时间跟进，有疑问或者有困难的部分也要及时和记者进行沟通，否则会影响和媒体记者持续的合作关系建立，失去记者信任，更会由于没有及时跟进导致资料不完整、不完善，影响成稿进程及传播效果。

2. 跟进未参会记者

个别记者事先咨询过会务事宜，表示其对发布会相关信息感兴趣，但由于个别原因没能到场，对这部分记者也应主动联络沟通，提供会议基本资料。

（二）材料整理

会后及时向相关业务人员索取逐字稿、高清会议摄影图进行整理，并逐个对资料图进行重要及必要信息标注（可提高媒体记者成稿效率，并有效避免错用、误用），如果会议分几天、几次开展，还要对日期、场次标注。如果会后安排了专访环节，还要提供专访摄影图、专访录音文件等。

[**案例**] ·····························

中国石化今起售京六油
在京 562 座加油站 2 月中旬将全面供应

2016 年 12 月 30 日，中国石化在北京十里河加油站召开京六标准油品上市发布会。在发布会上正式宣布：中国石化在京油库油品已全部完成置换，十里河加油站即日起开售京六标准油品，北京地区 562 座加油站置换工作已全面铺开，预计 2017 年 2 月中旬将提前半月全部完成置换并供应京六标准油品。

为加强控制机动车排放污染，改善首都地区空气质量，2016 年 10 月，北京市宣布京六车用汽、柴油标准将于 2017 年 1 月 1 日起实施，置换期从 2017 年 1 月 1 日到 2017 年 2 月 28 日。置换期结束后，即 2017 年 3 月 1 日起，北京将率先使用京六标准油品。

燕山石化等三家炼化企业生产供应京六标准油品。按照北京市场需求和京六标准油品质量要求，中国石化确定了以燕山石化为主，沧州炼化、齐鲁石化为补充的京六标准油品生产保供方案。目前，燕山石化京六标准汽油月产能25万吨，年供应量可达300万吨，约占北京汽油使用量的75%。为保证供应，燕山石化提前对汽油吸附脱硫、制氢等装置和设施进行改造，消除生产"瓶颈"。

在京所有油库的油罐置换完毕。中国石化所属北京石油分公司从2016年12月开始着手油品置换工作。12月1日，在北京长辛店油库成功入库第一车京六标准油品。随后按照分区域、分批次原则，逐步推动其他加油站京六标准油品置换。2016年12月15日，所有加油站的品牌柱、灯箱、卸油口等标识标牌全部完成更换。2016年12月30日，5座油库40多个油罐置换完毕。预计2017年2月中旬，中国石化在北京562座加油站将全部完成置换并供应京六标准油品。

京六标准油品技术指标更加严格，环保性能进一步提高。在硫含量维持低位不变（不大于10ppm）的情况下，汽油中的烯烃、芳烃、苯、蒸气压、馏程和柴油中的多环芳烃、密度、闪点、清净剂等主要指标进一步严格，特别是大幅严格限制烯烃含量，可进一步减少机动车尾气污染物排放。根据北京市环保部门统计，预计使用京六标准油品后，在用汽油车颗粒物排放降幅可达10%，非甲烷有机气体和氮氧化物总体上能够达到8%~12%的排放削减率；在用柴油车氮氧化物可下降

4.6%，颗粒物下降9.1%。

置换期间国五和京六标准油品可以混用。置换前后，汽油标号并不会发生变化，国五和京六标准油品可以混用，车主无须清洗油箱。

北京历次油品质量升级均领先全国。一直以来，北京市油品标准持续领先全国1~2个阶段。1997年率先在全国使用无铅汽油；2004年制定并实施了严于国家标准的车用燃油第二阶段地方标准；随后在2005年、2008年和2012年，北京市相继出台第三阶段、第四阶段和第五阶段的油品地方标准，汽油标准从2000年的硫含量不大于1000ppm下降到国五的不大于10ppm，下降了99%，接轨国际水平。中国石化按照要求积极推进在北京地区油品质量升级工作，分别于2004年、2005年、2008年、2012年在北京率先供应合格油品。

中国石化正积极推进国六升级。坚持总体与区域资源平衡，市场需求与资源配置平衡，中国石化正在按照国家油品质量升级规划，积极推进多家炼化企业进行油品质量升级项目建设和改造，加大投资建设多套烷基化和异构化等装置，以确保按期完成国家第六阶段油品质量升级目标任务。

近年来，我国油品质量升级步伐加快。2000年以来，车用汽、柴油标准从国一升级到国五，汽油标准从2000年的硫含量不大于1000ppm下降到国五的不大于10ppm，下降了99%。中国石化《年报》显示，2000—2015年已累计向炼油板块投入 2766 亿元，用于油品质量升级。今后，中国石化还将持续投入，努力为社会提供更多的清洁油品。

京六车用油品标准是指北京市第六阶段《车用汽油》（DB11/238—2016）和《车用柴油》（DB11/239—2016）标准，简称京六车用油品标准，由北京市质量技术监督局于 2016 年 10 月 20 日正式发布。

以 2016 年 12 月 30 日中国石化在北京十里河加油站召开京六标准油品上市发布会为例。会后工作人员将会议材料进行整理，整理材料如下图示范（为举例说明，并非发布会提供的实际材料）：

名称	修改日期	类型	大小
通稿-2016年12月30日京六标准油品上市发布会	2018/6/18 20:42	Microsoft Word ...	0 KB
逐字稿-2016年12月30日京六标准油品上市发布会	2018/6/18 20:38	Microsoft Word ...	0 KB
视频资料-2016年12月30日京六标准油品上市发布会	2018/6/18 20:51	MP4 视频	1,292 KB
专访录音1-日期-媒体名称-受访人XXX	2018/6/18 20:53	MPEG-4 音频	7,379 KB
专访录音2-日期-媒体名称-受访人XXX	2018/6/18 20:53	MPEG-4 音频	10,430 KB
环保性能资料图	2018/6/18 20:26	PNG 文件	4,566 KB
京六标准油品技术指标示意图	2018/6/18 20:26	PNG 文件	4,566 KB
经营管理等平台资料图	2018/6/18 20:25	PNG 文件	21,574 KB
微信支付上线示意图	2018/6/18 20:27	PNG 文件	33,732 KB
燕山石化等3家炼化企业生产供应京六标准油品	2018/6/18 20:26	PNG 文件	4,566 KB
油库的油罐置换完毕	2018/6/18 20:26	PNG 文件	4,566 KB
智能环境监测系统示意图	2018/6/18 20:26	PNG 文件	4,566 KB
种类经营平台示意图	2018/6/18 20:24	PNG 文件	272 KB

图 5 – 5　整理材料示范图例

材料主要可以分为通稿、逐字稿等文本资料，会议实录视频文件，专访录音文件，以及会议资料图。具体的材料项目可以根据会议实际情况有所增删，并且根据媒体记者的需求有选择地进行动态调整。

下面是有关通稿的几点综述，具体写作于本书第六章进行详细说明，在这里不多加赘述。

传播学四大先驱之一，同时也是美国著名的心理学家的卢因，在他的著作中提出把关人的理论。在新闻发布会上，发言人代表的是企业，负责企业信息的发布，承担的是传递什么信息的任务。通稿则是业务人员将发布会的内容进行总结和加工，承担的是怎样传递信息的任务，是企业信息传递的把关人。通稿的写作要对相关信息进行过滤和筛选，要做到统一信息发布的口径，运用媒体渠道宣传和树立企业的形象，传达企业的思想和声音，要站在企业的角度充分思考问题，在信息公开及新闻发布的过程中不能夹杂私人感情和个人看法，只有这样才能做到真正地协调企业与社会沟通之间的矛盾。

具体来说，通稿的完成并不仅仅是新闻发布会的简单总结或者"流水账"，而需要明确新闻发布需要达到的信息传播目的及进行有效的议程设置。只有这样才能掌握企业品牌塑造和维护的主动权，且满足媒体大众的信息需求，又能同时适当地阐述企业观点，进而达到宣传的目的。

国家有关政策及本行业现状宏观把控。分清信息发布的界限，一些突发事件的信息公开是有限的，有损公众利益、不利于社会稳定和谐的信息是不可以发布的。在宏观上要保证对外发布的意见的正确性，避免不当回应产生新的不必要的舆情。把握好宏观政治经济走向及行业动态是通稿写作的大前提。

内容要真实。做到绝不说假话，有尺度地说真话，说什么要有研究。真实是首要原则，是塑造企业诚实守信负责形象的重要保证，更是获取媒体和群众信任的重要基石。但说真话的同时要注意讲究方式方法，在说真话的同时将利益最大化、伤害最小化。不偏信偏听、盲信盲听，对其中有争议或者存疑的内容在通稿行文中进行多方考证和确认，保证通稿内容的真实性和传播信息的准确性。

内容要全面。要尽可能包含媒体及记者所关心的问题，就其中一些关注度较高、具有普遍性的问题在通稿行文中进行合理、有逻辑的呈现，考虑到尽可能多的细节，尽最大可能做到信息的全面和公平。

语言要具有新闻性。在保证新闻真实性的大前提下，如何以生动的语言和合适的感情态度，抓住重点，逻辑清晰地把其中最关键、最有说服力的新闻性内容呈现出来是通稿行文的重中之重。因此，只有把新闻发布相关文件中的工作性语言提炼成具有新闻性的语言，才能获得媒体和记者的关注并将传播的效力最大化，这也是通稿写作的基础。

重点要突出。新闻发布会会后，通稿是媒体记者成稿中的重要参考之一，部分媒体记者也会选择直接使用通稿进行刊载。所以在通稿的写作过程中，要多使用标题性较强的语句作为发布内容，这样不但媒体在成稿过程中可以根据自身媒体平台及属性特点抓住新闻点，直接引用此类语句作为新闻标题，同时也有助于企业信息发布条理更加清晰，重点也一目了然，会大大地提升信息传播的效果。如在上述"京六标准油品上市发布会"通稿中，将"燕山石化等三家炼化企业生产供应京六标准油品""在京所有油库的油罐置换完毕""京六标准油品技术指标更加严格，环保性能进一步提高""置换期间国五和京六标准油品可以混用"于段首加粗，相当于行文中小标题的作用，并且内容上存在递进关系，行文逻辑清晰，重点突出。

（三）撰写报告

1. 舆情监测：发布会后出现负面报道怎么办

媒体和公众会对发布会发布的信息进行选择性的接受，而非通盘接受。收集媒体对发布会内容有选择性的报道及公众对信息的反馈，归纳其关注点。只有这样才能在后续信息发布中更好地满足其需求，消除传播中的杂音，发挥发布会在企业和媒体之间的沟通桥梁作用，而不是做传声筒。

新闻发布会结束后，企业营销策划人员要对发表的文章做全部内容的检查并进行保存。同时监测社会舆情动态。在一个信息爆炸、文化多元的时代，监测社会环境（包括时间和空间）与对象并根据实际情况及时调整策略，用长期发展的眼光来组织和领导传播活动的进行。

当发布会内容被传播、刊载后，可能出现各种各样的情况：新闻发言人的发言被曲解、放大、断章取义、篡改；报道中用词、用句不当；报道数据或相关叙述不实等引发次生负面舆情。那么该如何应对以上情况？出现负面报道又该怎么办？

有效预防和解决次生负面舆情首先要对其可能出现的原因了然于胸。一般来说，次生负面舆情会出现于危机事件新闻发布会会后，主要集中在四个维度：一是由新闻发言人及现场相关人员个人言行延伸出的对其个体的关注，如对"一问三不知"发言人的质疑，对某事故公开发布会现场发言人不合时宜笑容的愤怒。二是对企业高层群体乃至整个企业的审视，如相关人员违规被查处可能引发的想象。三是关注事故相关各方，如可能引发的官商勾结、腐败舆情等猜测。四是新闻发布会中的"意外"可能导致某种未经证实的说法，如发布会直播中的提问环节突然被人为中断，或者直播过程中画面突然被切断等可能引发关于某种信息或者真相不能为人所知的猜测。

发布会后，如出现次生负面舆情，首先要对其产生的影响进行评估和分级。如红色紧急（严重），黄色一般，绿色待观察（可根据企业具体情况进行更加明确的细分），然后根据分级情况进行处理。处理的原则如下：

红色紧急（严重）。当产生的影响评估等级为红色紧急时，可以及时给出对外界疑问的回应。企业要在第一时间定义新闻，要及时做出反应和回馈，不要给流言肆虐的机会，只有这样，才能保证信息有效真实的流通，降低企业形象受损的概率。

要有步骤有纪律。企业上下什么时候该说什么话，要有所准备。有条理有规划地进行调查，评估媒体的报道与反应，做出部署讨论不同情形下的应对措施，做到"有备无患"。

上下一致。从发言人到当事人，不得随意发表个人意见，不能让外界和媒体无所适从。要向企业相关部门通报重大新闻，保证企业上下信息的流通性，根据政策、社会动态迅速地调整方针策略，做到上下一致，降低各方损失。

黄色一般。介于红色紧急（严重）与绿色中间，处理得当会由黄色降低到绿色，反之可能会上升到红色紧急（严重）的情况。所以对于一般负面的把握需要相关业务人员有敏锐的感知能力。如果是媒体记者报道方面造成的失实、不当等情况，那么可根据情况采取从沟通到投诉到诉诸法律等措施；如果是自身原因造成的错误和负面，那么可为媒体记者提供新的稿件，稿件中应涉及相关的正面的事实和证据。后期进行效果评测和跟踪。

绿色待观察。当出现负面影响面较小且不足以引起注意时，强调和重提反而会给媒体和公众留下深刻的印象，有时会起到反效果。遇到这种情况不必着急纠正，与上级领导及有关当事人进行沟通后，对相关负面进行监测，寻找合适的机会，在信息发布时使用正确的信息将其覆盖即可。

2. 收集反馈：建立传播效果评估指标体系

传播效果是指传播者发出的讯息，通过一定的媒介渠道到达受众后，所引起的接收者的思想和行为的变化。效果研究从影响力角度看，需要区分不同的层次，具体包括传播活动对受众个体的影响，对小团体及组织的影响，对社会机构的影响，以及对整个社会或文化的影响。所以应当更加注重意见领袖在其中发挥的重要作用。需要针对对内、对外传播建立长期的传播效果评估指标，包括从普通民众反馈、媒介反馈等多方面进行定期考核，才能从多个角度对传播效果进行有效合理评估，从而为灵活调整长期传播策略提供参考依据。

（1）评估目的。

从宏观层面来说，是指发布会对媒体议程设置的影响，包括发布会后媒体设置了什么样的议程，从而在公众中形成了怎样的舆论。

从微观层面来说，是指了解发布会信息发布对媒体和记者在新闻稿件选题和写作中的影响；网络媒体（包括门户网站、微博、微信、论坛等）是如何使用发布会提供的各类信息的，并做出了什么样的评价。

（2）评估内容。

评估内容主要有两个方面：

第一，发布会现场基本数据的统计分析：发布会开始前，对到场的媒体、记者进行基本信息整理与统计；发布材料的评估，包括发布用时长短、发布会核心议题、发布材料点评、总体评价；发布人答记者问情况的评估，如提问记者、提问记者

所属新闻机构、问题简述、问答时间、评价等；会后记者追问
情况评估，如追问记者姓名、联系方式、媒体分布、持续时
间、问题数目、问题简述等。

签到表

所属媒体	姓名	签名	联系方式

发布材料评估表格

发言人	
发布用时	
核心议题	
点评	
总体评价	

发布人答记者问情况的评估

提问记者		
提问记者所属机构		
问题简述		
问答时间		
问题质量		
回答质量		
总体评价		

会后记者追问情况评估

记者姓名		
联系方式		
所属媒体		
持续时间		
问题数目		
问题简述		

第二，媒体报道分析：进行报道的媒体的分布情况；新闻报道的数量、体裁、篇幅（时长）、版面（栏目）等；新闻报道的主题；新闻报道对于发布会材料的引用情况；新闻报道的倾向性分析。

以京六标准油品上市发布会为例，形式、类目可以根据自身情况进行整理。下面具体说明考量传播效果时，基本传播明细表的具体建构。

[**案例**] ···

京六标准油品上市发布会邀请媒体参加新闻发布会，会后推动稿件在报纸、APP、网站等平台传播，不少于＿＿＿家对发布会内容进行了传播。

传播明细表

序号	发布平台	链接
1	央广网	http：//china. cnr. cn/ygxw/20161230/t20161230 _ 523416605. shtml
2	新华网	http：//www. xinhuanet. com/fortune/2016 – 12/30/c_ 1120220449. htm
……	……	……

1. 央广网

http：//china. cnr. cn/ygxw/20161230/t20161230 _ 523416605. shtml。

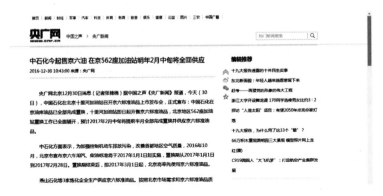

2. 新华网

http：//www. xinhuanet. com/fortune/2016 – 12/30/c _ 1120220449. htm。

新华网 新闻　　新华网 > 财经 > 正文

中石化今起售京六油 在京562座加油站明年2月中旬将全面供应

2016年12月30日 11:09:22　来源：央广网

原标题：中石化今起售京六油 在京562座加油站明年2月中旬将全面供应

据中国之声《央广新闻》报道，今天（30日），中国石化在北京十里河加油站召开京六标准油品上市发布会，正式宣布：中国石化在京油库油品已全部完成置换，十里河加油站即日起开售京六标准油品，北京地区562座加油站置换工作已全面铺开，预计2017年2月中旬将提前半月全部完成置换并供应京六标准油品。

中石化方面表示，为加强控制机动车排放污染，改善首都地区空气质量，2016年10月，北京市宣布京六车用汽、柴油标准将于2017年1月1日起实施，置换期从2017年1月1日到2017年2月28日。置换期结束后，即2017年3月1日起，北京将率先使用京六标准油品。

燕山石化等3家炼化企业生产供应京六标准油品。按照北京市场需求和京六标准油品质量要求，中国石化确定以燕山石化为主，沧州炼化、齐鲁石化为补充的京六标准油品生产保供方案。目前，燕山石化京六标准汽油月产能25万吨，年供应量可达300万吨，约占北京汽

正面报道：产出一系列原创/深度/价值内容，在一定程度上助力企业品牌传播，如《＿＿＿＿＿》《＿＿＿＿＿》《＿＿＿＿＿》等。

负面报道：以××，××为关键词进行检索，检索结果涉及负面＿＿＿篇，主要围绕××，××，××，××几个方面，负面影响评级为紧急/一般/待观察，目前已经做出处理（根据具体的处理措施展开说明），收效良好/一般/××。

1. 正/负面报道明细表

将新闻发布会的相关资料进行整理，对发布会整个流程进行分析和经验总结，找到不足和可以改进的地方，在下一次的发布会中注意弥补，做得好的要保持。同时，将发布会的所有资料表格进行整理存档，既是对工作的总结，也可以为以后召

开同类发布会提供相关的资料参考，还可以为日后事件说明提供证据。

首先，纸质材料分类装袋保存，资料袋上写明资料内容。其次，电子资料要统一保存在一个硬盘或其他电子设备中，最好能留有备份。

传播明细表

时间	平台	标题	作者	链接	……
___年_月_日	___	___	___	___	……
___年_月_日	___	___	___	___	……
……	……	……	……	……	……

2. 正/负面报道版面截图（略）

（四）总结存档

截至_____年___月___日，新闻发布会内容被不少于_____家主流媒体（财经网/人民网/央视网/新华网等）、门户网站（网易/新浪/搜狐/腾讯等）、垂直媒体（国际能源网/石油壹号网等）、地方媒体（中国山东网/《天门日报》/奥一网等）等传播转载，取得较好的传播效果。

（此处根据实际情况及类目进行定性、定量的分析。）

评估完成后，与发布会图片、音视频等资料、媒体报道等一起进行存档编号保存，以备查误及参考。

NEWS

第六章

怎样写好企业新闻发布会稿件

新闻发布会的稿件撰写非常重要。对于没有参加新闻发布会的外界人士来说，新闻发布会的稿件是他们接触新闻发布会的唯一渠道。新闻发布会的稿件内容也会在社会上流传，因此需要注意撰写的内容。如何撰写才能使大众准确地获知新闻发布会的重要内容以及达到公司所需要的传播效果呢？本章将对企业新闻发布会的稿件以及相关资料的撰写进行讲解。

一、 企业新闻通稿的撰写

企业召开新闻发布会表明企业越来越主动地与社会各界分享信息，也使新闻发布会逐渐成为企业发布信息的主要渠道。而在发布会中有关新闻稿件的撰写等问题成为首要问题。因此，新闻稿件的撰写非常重要，需要遵循一定的规律，不但要使与会人员抓住整场新闻发布会的核心，也要使社会大众熟悉本次新闻发布会的主要内容。

新闻通稿最初是通讯社的"专利"，由通讯社发往各大主流媒体以便进行相关报道。但是现在企业新闻发布会也用类似的写作形式，通过消息稿和通讯稿两种形式发给出席新闻发布会的各大媒体记者。消息稿一般字数较短，大约 1000 字以内；通讯稿则字数略多，一般是重点报道，所以内容相对充实。消息一般是一篇即可，通讯稿则可以从不同角度提供多篇。因此，企业可以根据发布会的类型撰写相应的新闻通稿，或者两种类型通稿都可以用。

（一）新闻通稿的结构

新闻通稿的结构包括标题、导语、主体、结尾。

标题是一篇新闻稿的"魅力"所在。当记者看一篇新闻稿时，他的第一目光必然放在标题上。因此，新闻稿的标题应该简明扼要地表达主题，表达企业召开此次新闻发布会的态度，打好新闻发布会的"头阵"。导语是用简洁的文字去描述新闻稿中最重要的部分。一般来说，它是新闻稿的开头，介绍新闻稿中最核心的事实，同时揭示了新闻稿的主题。好的导语能够吸引更多的人去选择阅读。主体是与新闻发布会主题内容密切相关的，因此写作者应该认真选取相关的材料进行写作。主体内容应该充实，不应"滥竽充数"，文字描述应清晰，完完整整地将整个事件叙述清楚，传达出企业召开新闻发布会想让社会大众接收到的信息。结尾可能未必出现在每篇新闻稿中，但是一个好的结尾可以使整篇新闻稿的结构更加丰富，在想要表达的主题上加深印象。

（二）新闻通稿的形式

1. 倒金字塔式结构

倒金字塔式结构，顾名思义，就是重要的放在篇头，不重要的放在篇尾。这样当受众阅读时可以用较少的时间就了解到新闻稿的大致内容，即使没有读完全稿也能知道信息，只不过精略的程度不同而已。而且倒金字塔式结构在修改时从篇尾开始，把不重要的内容进行删减或者修改，这样避免了对整个文章"大动干戈"，从而减少了修改的复杂程度和困难程度。这种通稿形式多用于重大事件的新闻发布会或者是突发事件的新闻发布会，便于参与新闻发布会的人员快速了解事件起因与发展。

2. 平铺叙事式

平铺叙事式讲究整篇通稿的逻辑思维缜密，文字流畅精准，一般是按照顺序进行写作，或是时间顺序，或是其他顺序。这种通稿形式一般用于日常工作新闻发布会或者产品信息新闻发布会，对于新闻发布会召开的主题进行相关讲解。

新闻通稿小技

漂亮的标题是成功的一半

科普通俗化，让专业问题深入浅出

贴近热点，才能吸引眼球

（三）新闻通稿撰写注意事项

1. 新闻要素要齐备

谁，做什么，什么时间，什么地点，为什么做，怎么做。

这些都是一定要写在稿件中的，方便与会人员迅速了解相关信息。

2. 标题一定要突出

通稿中的标题一定要简洁明了，读起来不能让人产生歧义。标题一定要突出，如字体可以适当放大，这样比较醒目。主要目的就是与会人员接触到新闻通稿时能够瞬间捕捉到标题，从而了解新闻发布会的主题和召开新闻发布会的目的是什么。

3. 图片表格更直观

有些文字不能表达的，务必带上图片、表格或者相关说明书。如对于某些产品信息发布会，通稿内对产品进行介绍时，可以配上产品的图片或者在资料袋中放入产品简介以便与会人员更好地了解产品。还有对于重大事件的新闻发布会，为了方便介绍背景，可以用图表形式的时间线将背景串联起来。

4. 篇幅一页，短小精悍

篇幅不应过长。一般来说，企业新闻发布会的新闻通稿大概就是一页纸，这样可读性最佳，刊发容易。切忌长篇大论，语意不清，内容空洞。

5. 找准兴趣角度抓重点

应该突出本次新闻发布会的重点内容。面对不同媒体记者的相关专业素养不一致的情况，通稿中要以尽量朴实的语言进行描述，避免用过多的专业术语。就算避免不了要使用专业术语，也应该有所解释，使企业召开此次新闻发布会的消息得到有效传播。

6. 薄皮大馅，料足过瘾

主体内容通稿正文涵盖辅助附加信息或背景材料，可增加延展阅读，帮助媒体服务一次性掌握更多信息。

二、 新闻发言人稿件撰写

如前面第二章所提到的，新闻发布会类型不同，因此新闻发言人稿也不尽相同。按照发布会的类型可以分为日常工作新闻发布会、热点问题新闻发布会、重大事件新闻发布会、产品信息新闻发布会、突发事件新闻发布会五种类型。

（一）新闻发言人稿件的形式

日常工作新闻发布会。直奔主题，不添加客套话，多余话能少则少，无须铺垫，直奔核心内容。按照顺序介绍事情发生的经过即可。不用过多地穿插多余的文字，以免盖过主要内容。

热点问题新闻发布会。向出席新闻发布会的记者以及相关人员介绍背景，引起重视和关注，然后再介绍事情的主要经过，一般正常陈述即可。

重大事件新闻发布会。发言人不用做过多的描述，把自身的角色边缘化，然后将记者的关注点转移到主要人物上去。因为重大事件的新闻发布会都会有主要领导出席，对于重大事件的结果或者态度等都必须看高层意见，发言人有时不能"抢了主位"，因此，在开场前简略地介绍一下，把主要的内容和话题留给领导或者专业人士讲述或解答。

产品信息新闻发布会。产品信息新闻发布会是较为常见的发布会，发言稿没有什么特殊要求，一般直接陈述即可。但是需要注意的是，有些产品信息新闻发布会所牵扯的信息过于术语化，尤其在涉及相关政策法律时，务必要有完整的解释，否则会引起不必要的麻烦。因此便需要一个有相关专业知识背景的人来进行必要的讲解，发言人稿件中也务必使用简洁的文字去代替相关术语，或者举例子解释相关问题。

突发事件新闻发布会。突发事件都是企业未能事先预知的。因此如果企业负面信息出现，召开新闻发布会时，首先，要表明企业的态度。公众需要对企业所表明的态度来重新定义心目中对于企业的形象，因此认真的态度一定要表明出来。其次，就是叙述事件的经过。需要注意的是，发言稿中所陈述的事实一定是企业已经向公众表达的事实，不要主观推测事情发生的过程。最后，表明事情发生后，企业要如何应对，下一步应该做什么，这些都需要向与会人员说明。

（二）新闻发言人稿件撰写注意事项

突出新闻发布会主题。开完整场新闻发布会，我们想要传达给媒体一个什么信息，进而通过媒体传达给社会大众。因此新闻发布会中，新闻发言人所要表达的内容如果方方面面都有涉及，这样就会使参与新闻发布会的记者产生困惑，捕捉不到重要的新闻点。

例如，对于突发事件新闻发布会，发言人的重点一定要围绕企业怎么看待和解决这个问题，而不要去讲一些其他方面的问题，这样会给媒体造成一种推卸责任的印象。对于产品信息新闻发布会，如果发布会之后的流程中会安排企业领导层专门针对产品信息进行详细的介绍，那么新闻发言人就不要过多地介绍产品信息，但是也要围绕本次产品进行简介，让参加发布会的媒体了解到产品是什么。

干净利落的发言稿有利于发言人控制节奏。有些新闻发言人在发言时，由于发言稿件的内容繁杂，无法掌控发言的节奏，导致整场新闻发布会发言时间严重超时。过长的时间也让与会人员的注意力难以集中，结果导致媒体记者听取了大量无用的信息，抓不到有效信息。发布会结束后的报道也会五花八门，结果也达不到企业召开新闻发布会的目的。这一连串的连锁反应都来源于新闻发言人稿件的撰写失误，篇幅过于冗长。

注意稿件措辞。发言人在撰写发言稿件时应注意措辞，千万不能出现一些低级错误或者词不达意。因为记者在认真听取相关发言的同时，脑子里已经有了对此次新闻发布会的报道，而决定报道内容的正是发言人所发言的内容。

例如，在突发事件新闻发布会上，如果是企业的负面危机事件，发言内容应该用"我们会""我们承认"等态度谦逊的词语，而不要出现"没什么""我觉得"之类的态度用语，这样会让媒体记者认为企业没有认真对待突发事件的态度，缺乏真诚，这样报道出去的内容在社会中"发酵"会引起一连串效应，对企业造成不可挽回的损失。

避免专业术语的出现。发言人在撰写稿件时应该尽量使用普通语言去描述。科技型公司在召开新闻发布会，尤其是产品信息新闻发布会时，总是会用到相关的专业术语。网上流传过一个段子，即理工科学生聊天都是用C＋＋语言沟通。对于产品信息新闻发布会上发言人在介绍一些科技类的产品时，他所面对的受众是台下的新闻记者朋友，不是社会中的潜在消费者和客户公司。因此发言内容要尽量避免过于专业的术语出现，应传达给记者朋友较为清晰的思路和信息内容。

面对受众，避免完全看稿件或者提词器宣读内容。这样会使与会人员对发言人产生不好的印象，从而转移到对企业产生不好的印象。

当然，也有些例外存在，如一些非常有经验的新闻发言人，是可以协调好发言节奏的。他们对于语气的抑扬顿挫有着自己的节奏和把握，这样虽然他们在对稿宣读，但是与会记者还是能感受到发言人的认真态度和专业素养。

陈述事实，不要过度夸大。一般来说，发言人为了美化企业形象，可能会在发言人稿件中添加一些修饰性词语。但是需要注意的是，不能过度使用，尤其是对于突发类型的新闻发布会，发言人稿件中的内容务必要基于客观事实，不能带有主观臆想的内容，如"我认为""我觉得"，也不能带有不确定性的内容，如"可能是"。

总结来说，每个新闻发言人都有自己的发言风格，发言稿件可以根据发言人的风格进行撰写，这样表达的内容才更具说服力和影响力。

[**案例**] ···

a. 日常工作新闻发布会发言稿案例：中国石化品牌美誉度实现三连升

中国石油化工集团有限公司新闻发言人吕大鹏表示，新闻宣传管理水平和价值不断提升，负面信息对企业品牌损害度较往年持续减弱，这项工作发生实质性转变，主要有三方面原因：一是中央高度重视，国家加强对国有企业的舆论支持力度，加大对网络谣言的整治，舆论大环境有所好转；二是中国石化党组领导高度重视，亲自指挥，直面媒体，回应质疑，负面"破题"效果显著；三是中国石化新闻宣传体系作用发挥得越来越明显，传播方式不断改进，舆情危机处置能力不断提升，正面声音显著增强。

b. 重大事件新闻发布会发言稿案例：中国石化派出工作组赴郑州配合发改委调查

中国石化新闻发言人吕大鹏表示，中国石化坚决支持国家发改委依法对此事的调查。作为国企，宁可企业吃亏也不让老百姓吃亏。如果是人为造成囤积居奇，这与公司文化和管理规定严重不符，将依据调查结果严肃处理相关当事人；如果是物流配送内部调运问题，将以此为契机，改进工作，加强管理。

c. 产品信息新闻发布会发言稿案例：中国石化将为国四以上柴油车免费加注 80 万桶尾气处理液

中国石化新闻发言人吕大鹏指出，重型柴油车尾气排放污染在机动车中尤为严重，加快治理已是当务之急。国四排放标准的柴油车升级了发动机并采用 SCR 这个"革命性"技术，对于减少汽车尾气污染具有特别重要的意义。如果说国三及以前的柴油车是"铁锅炒菜"，那么盖子盖得再紧，也会冒出"油烟"，即尾气污染。而达到国四及以上排放标准的柴油车发动机走的是另外一条路线，就像"高压锅"，主要的两种污染物——PM 在发动机内通过"高温高压"被消除，而 NO_x 则通过柴油车尾气处理液还原处理，可以实现无害化，达到国四甚至国五排放标准。

分析：我们从以往中国石化的新闻发布会中截取新闻发言

人的相关内容进行分析。a篇中我们可以看到新闻发言人直接介绍了新闻发布会召开的目的，直接奔向主题，陈述客观事实，没有冗长繁复的篇幅，也没有针对某一点喋喋不休。b篇中发言人因为暂时不了解事件的真相，因此没有过多地陈述，用词比较谨慎，没有进行主观臆想，也没有表达不立足于事实的推理和发言。c篇中发言人具体介绍了国三与国四在排放污染物方面的差异性，为了方便大众理解专业术语，使用了"油烟""高压锅"这类生活中非常容易理解的物体进行陈述，使不具备相关专业知识的人也能够很好地理解。

三、　活动相关资料撰写

召开新闻发布会，就需要邀请相关人士以及国内的大众媒体，大众媒体和相关与会人员进入新闻发布会的现场后，根据相关资料可以第一时间获得新闻发布会的整个流程，并且熟悉新闻发布会的主要目的。新闻发布会的具体策划以及现场的流程如何，应该是如何实施的，这都需要企业提前策划。因此，不同的新闻发布会中，所需要的活动相关资料也不相同。

（一）邀请函

在邀请函中，企业名称、时间和地点是必须写明的。另外，可以在邀请函中加入相关的参会要求，如某些新闻发布会需要穿着正装出席，某些新闻发布会不得携带电子设备等，都可以在邀请函中标明。邀请函的颜色字体等都会影响企业的相关形象，这个可以由企业自行决定。

××××公司新闻发布会

邀请函

尊敬的 女士/先生：

您好！我们诚挚地邀请您参加于 2017 年 5 月 15 日上午 9：00 在北京××会议中心召开的××××新闻发布会。在此次发布会中，我们将进行××××。我们诚心期待与您的见面和交流，会议诚邀您的莅临！会议的具体时间和地点安排如下：

嘉宾签到时间：2017 年 5 月 15 日　8：30—9：00

发布会时间：2017 年 5 月 15 日　9：00—11：00

发布会地点：北京市××区××环××号

联系人：

××先生 电话：×××××××××××

××××公司新闻发布会组委会

2017 年 × 月 × 日

（二）回执函

回执函是与邀请函一起发出去，企业需要在回执函上给出被邀请人可能会回绝的原因。或者对于一些重要的参会嘉宾，

在回执函上也要给出被邀请人如果参加新闻发布会，需要交通
接送或者安排住处的选择等，方便召开新闻发布会时统一
安排。

××××公司新闻发布会
回执函

出席人：　　　　　单　位：　　　　　职　务：

联系人：　　　　　　　　　　　　　　联系电话：

□我将出席本次新闻发布会

□我因故不能出席本次新闻发布会

温馨提示：

1. 若能够出席，是否需要车辆接送？□需要　□不需要

2. 回执函请于2017年×月×日发送到组委会邮箱：
×××@×××.com，或者传真到我们的组委会（电话：
××××××××），谢谢您的配合！

××××公司新闻发布会组委会

2017年×月×日

（三）流程策划书

流程策划书就是新闻发布会召开的计划书，主要是策划新

闻发布会的相关人员阅览的文件，对于新闻发布会的召开流程有一个大致的方向，策划书中可根据活动标定时间或者日期。

以下是流程策划的总纲，对于不同企业，可以在总纲领下继续细分到每一点，如现场布置可以再行列出策划书，并在上面列出主要步骤，任务具体分布到每一个人等。

新闻发布会流程计划策划书

1. 新闻发布会的主题

2. 新闻发布会的类型

3. 新闻发布会的现场布置

4. 新闻发布会的场地安排以及发布时间

5. 新闻发布会的邀请人员及媒体机构

6. 新闻发布会的材料确认

7. 新闻发布会的活动顺序

会前签到时间

会前检查时间（人员是否就位，机器是否完好）

主持人就位

主持人发言

新闻发言人发言

记者提问时间/答记者问

媒体采访

散会安排

打扫会场

（四）议程表

议程表

地点：北京××区××环××号 会议中心 ×楼×厅

时间：2017 年××月××日（星期一）

上午：08：00—11：00

会议议程：

08：00—08：10 播放公司专题介绍片、主持人开场

08：10—08：30 相关重要人物进行致辞

08：30—10：00 新闻发言人介绍新产品

10：00—10：30 新闻发言人答记者问

10：30—11：00 主持人总结发布会，并宣布会议闭幕

11：00—11：10 参会人员有序离场

（五）公司宣传册或者宣传资料

一般来说，对于参加新闻发布会的记者文件袋中都会附上企业的宣传册，宣传册的内容可以分为公司背景介绍、技术白皮书、企业市场发展、企业的产品线和副产品线，这就需要公司内部的相关人士对于宣传资料的编写下功夫。

我们知道每个公司的各个部门分管的内容是不一样的，但是公司宣传资料可能会涉及公司方方面面，这就需要撰写宣传

资料的内部人士对公司各个部门都较为熟悉，能够把一些企业内部资料通过自身的语言表达出来，让看到宣传册的与会人员明白并且能够用最短的时间了解公司。宣传资料里面，可以根据排版或者文字大小等重点突出公司的"亮点"，包括公司在市场上获得的成就，如产品销量或者优秀的资本运作事件等，也包括公司在公益活动方面所做出的贡献等，都可以编写入公司宣传资料。

但是最重要的一点，千万不能透露公司的商业机密！宣传资料里面所有的公司简介和公司资料都是公司已经放到网上或者公司已经发布出去的信息，对于公司尚未公布的消息，一定不能出现在相关资料里面。

（六）发言人的背景资料介绍

文件袋中应该准备发言人的背景资料介绍，这样方便参加此次新闻发布会的媒体记者更好地进行报道。发言人的背景资料介绍可以用卡片的形式，上面有发言人的照片以及对发言人的介绍，也可以用列表的形式，一一附上相关介绍。

（七）产品信息说明书（针对产品信息类型的新闻发布会）

对于产品信息新闻发布会，分发给与会人员的资料里面必须要有相应的产品信息说明书。例如，科技公司研发了一种新型科技产品要召开新闻发布会，参加发布会的媒体记者或许对产品的性能及使用方面都不太熟悉，这时就需要产品信息说明书帮助与会人员更好地去理解产品，以便发布会后媒体记者可以更好地进行报道。这样可以防止发布会中产品所展示的"卖点"和发布会后所报道的完全不一致的情况发生。本来主打卖性能的产品被媒体报道产品外观多么好看，这就是企业没有让媒体记者朋友充分地了解产品的信息。但是说明书中内容的撰写需要注意，一定要突出产品相比市场中其他产品的优势，这是最主要的。其次介绍产品时语言简洁明了即可，不要面面俱到，避免撰写人在不知情的情况下泄露产品中的商业机密。

四、 会议现场记录与整理

发布会会议记录就是指用文字或视频图片类方式记录下发布会的全部过程，方便用来传达会议的主要内容等。新闻发布会从召开到结束都需要进行相关的记录，会议记录与整理也有相关的格式，这些记录需要保存下来，方便日后查阅。会议记录尤其重要，因为新闻发布会上会有相关领导的重要讲话，这可能会涉及未来公司的发展战略或者新的规定等内容，因此务必仔细记录。

记录也有详记与略记，详记就是记录的内容必须完整，而略记则是记录发布会的大体内容和主要言论等。记录也应该有音频和录像等材料，这样方便日后再去观看新闻发布会内容时可以进行场景再现。

具体来说，略记的记录也不能非常省略，我们一般称为摘要型会议记录。摘要型记录就是指有侧重点地去记录会议与发

言者的讲话及会议过程中所出现的重大决议，不必记录详细
过程。

　　详记就是详细型会议记录，它是指针对会议及会议中出现
的重要发言做出详细记录，尽可能去还原发言人的原话，一般
详细记录的发言采取速记的方法。对于现在的新闻发布会，我
们大都会采取视频录像的方式保留整个会议记录，而记录员也
会利用录音的方式避免漏记或者由于内容太多而忘掉某些重要
的内容。在如今科技发达的时代，企业召开新闻发布会会议过
程中，均有全程录像，即以视频形式记录下发布会的全过程，
并配以文字记录等。也可以采取录音笔的形式把整个会议的讲
话全部记录下来，方便听取。这是较为传统的做法，一般建议
用视频录像的方式进行记录，这样方便快速截取某一时间点的
讲话内容。

　　会议记录的写作格式：标题就是发布会的名称，由"主
办方企业＋发布会名称＋记录"组成，如"中国石化芳烃技
术突破发布会记录""中国石化提升油品、缓解雾霾发布会记
录"等；会议记录的正文要写出发布会时间，发布会地点，
发布会主持人姓名，列席人及其职位，发布会出席人姓名
（人数过多时可只写人数），记录者姓名，发布会的发言人开
场白，主要人物讲话，记者提问及回答问题；而散会则需单列
一行。

　　会议记录一般都被企业保留，因此要有规范的方式和方

法。需要注意的是，有些重大的新闻发布会，如重大事件以及突发事件新闻发布会，如企业有相关要求，这些类型的新闻发布会会议记录可能需要发言人审阅并签名。

会议记录	
发布会名称	
时间	地点
主持人	发言人
参加与会人员 参加媒体机构	
会议记录 …… 问题一 回答一 问题二 回答二 问题三 回答三 ……	
发言人签字	记录人签字

把重点放在新闻发布会的主题上，记录与主题有关的内容。认真记录发言人的讲话和有关领导的讲话，尤其是具有一定权威性的人士的发言，并且记者提问环节一定要详细记录。

记录下发布会所公布的相关决议以及总结性发言。一般情况下现场记录都是原始记录，是需要在会后进行整理的，目的就是在原始记录的基础上纠正错误语病，理顺语句，查看是否有错误之处，重新排版等。

另外，会议记录内需要列出目录，方便查阅。

日期	主题	摘要	页码数
2017.04.01	××××新闻发布会	……	1
2017.05.01	××××新闻发布会	……	11
……	……	……	……

第七章

企业新闻发布会结束之后还需要注意什么

一、 现场效果评估

（一）目的明确，流程完整，组织到位

制定明确的发布会召开目的，是新闻发布会的首要前提。目标明确要求能够体现新闻发布会的具体期望，指明新闻发布会的目标方向。

目标明确要求企业新闻发布会的目的应该明确突出发布会召开所要实现或解决的关键问题和核心问题，而不会因为记者的提问或其他因素偏移了发布会的主旨内容。一般来说，新闻发布会的目标应该以树立良好品牌形象、提升企业整体形象为宗旨。

流程完整是指在新闻发布会的整个活动中，不遗漏相应的环节，每个环节都能够环环相扣，有序地衔接进行。一般来说，新闻发布会的完整流程主要包括：布置会场、走场及检

查、嘉宾签到及分发资料、有序入场就座、主持人开场发言、新闻发言人做主题发言、记者提问与新闻发言人答疑环节、主持人宣布活动结束、整理会场、后期效果评测工作。

新闻发布会的组织到位，应该做到以下几个方面。首先，对会场来宾组织安排到位。要安排礼仪人员负责相关座位、会场公共服务的指引和会议基础内容的解疑，保证到场人员能有序地进入会场。其次，会场设备的组织运行到位。企业的产品新闻发布会在演讲当中，可能会配合一些现代科技手段进行展示，现场使用时一定要做好设备调试工作，保证现场顺利运用，并做好应急方案。再次，组织管理好会场的时间和节奏。新闻发布会对每个环节的时间把控十分重要，避免某个环节时间延长太多，而导致其他环节时间缩短，影响总体新闻发布会的进展。最后，会场气氛的把握。新闻发言人对会场气氛的控制极为重要，会场可能会出现记者进行刁钻问题的提问，甚至对新闻发言人的回答进行追问，这可能会使整个新闻发布会的气氛变得紧张。因此，新闻发言人也要时刻调动现场的气氛，即使有刁钻的问题也应该避免与记者发生语言冲突，善于运用语言技巧回答记者的问题，让记者能获得满意的回答，缓解会场的气氛。

（二）记者能够提出高质量问题

什么样的问题是高质量问题

（1）问题和发布主题相契合；

（2）无重复问题；

（3）问题答案在发布会主信息中没有提到；

（4）问题是公众所关注的话题；

（5）企业希望记者问到的问题。

与一般的采访提问相比，新闻发布会的采访时间短、机会有限并且是现场提问的形式。在这种情况下，记者如果能提出高质量的问题，将有助于新闻发布会发布更多有价值的信息，企业也可以借媒体记者的提问，宣传企业自身形象。那么，如何引导记者在新闻发布会中提出高质量的问题，主要可以从以下几个方面入手：

第一，选择与新闻发布会主题相关或权威性高的媒体。要保证新闻发布会中记者能够提出高质量问题，重要的前提是企业能够选择与本次新闻发布会主题相契合的或权威性较高的媒体。一方面，这些媒体更加了解该领域的内容，提出的问题更专业，更具针对性。例如，与科技主题相关的新闻发布会，应该邀请擅长科技报道的媒体参加新闻发布会，如《科技日报》

等。如果与科技领域相关的新闻发布会，却邀请了报道农业方面的媒体参与新闻发布会，那么即使记者再优秀，但并不了解科技领域，也就难以提出高质量的问题。另一方面，如果新闻发布会的内容涉及的方面比较多，那么应该侧重选择权威性高、公信力大的媒体。这些媒体的记者往往有较好的业务水平，工作经验丰富，对于报道对象有深入的思考和见解。在新闻发布会中，往往更能够提出有针对性的高质量问题。

第二，让记者提前了解企业和新闻发布会的主要内容。选择好参会的媒体后，企业应该进一步与记者沟通，将企业和新闻发布会的相关信息告知记者，让记者能够更加全面地了解企业。只有参会的记者了解企业，才能在提问题时，提出与企业、新闻发布会相关的高质量问题。如果记者未能事先了解企业，那么可能会导致记者在提问时，因未能清楚地把握企业动态，提出了与企业或新闻发布会无关，或重复提出在其他场合已经提过的或企业已经解决的问题。因此，企业要提前让记者了解企业和新闻发布会的主要内容，这样才能更好地引导记者提出高质量的问题。

第三，在新闻发布会召开前与记者进行沟通。企业与记者的沟通至关重要，不仅要让记者事先了解企业的内容，企业也要在新闻发布会召开前主动与记者沟通，解答记者对企业和新闻发布会的疑惑，了解记者要提出的相关问题。企业要提前与参会记者进行沟通，了解记者对企业与本次新闻发布会存在哪些疑惑，及时全面地为记者进行解答，帮助记者更好地认知企业。另外，可以在沟通中，提前了解记者准备在新闻发布会中提出的问题内容或范围。若记者列出的提问内容与本次新闻发布会无关或过于冗长，应该及时与记者沟通，引导其提出与发布会主题相关、重点突出的内容，避免记者在提问中做过多铺垫，或运用太多无关紧要的修饰词，模糊了核心问题的内容。

　　在新闻发布会召开前，积极主动地与记者进行沟通，是帮助记者在新闻发布会中提出高质量问题的关键。通过让记者事先了解企业的相关内容，提前解答记者的疑惑，知悉记者准备提出的问题，能够帮助记者更深入地了解企业，更全面地了解新闻发布会的内容，更准确地提出相关问题，从而在新闻发布会召开时，记者能够提出与主题相关、重点突出、简明扼要的高质量问题。同时，对参会媒体类型的选择，也是保证记者能够提出高质量问题的重要内容。

[案例] ···

　　2009 年 3 月 2 日全国政协十一届二次会议新闻发布会上，新华网记者对全国政协十一届二次会议新闻发言人赵启正进行提问，问题是："近几年，新兴媒体已经成为汇聚民意、聚集民智的重要渠道，但是有些人群既看不了电视，也没有钱上网，更买不起报纸，他们就是农民工。今年我们知道有 2000 多万名农民工失业需要工作，他们的就业问题既牵动政府的心，也牵动网民的心，我们《新华手机报》已经收到5000多万名农民工发来的短信，一毛钱就可以把他们对政府的一些意见、呼声、建言献策通过手机发到这个平台上。目前为止，请问，已收到的委员提案当中有多少是关于农民工问题的？委员关注的农民工问题主要集中在哪些方面？"

（资料来源：深圳新闻网 http：//www. sznews. com/zhuan-ti/content/2009－03/02/content_ 3608368. htm）

分析：这位记者在两个问题合起来一共41字的内容中，却用了170多个字进行铺垫后，才引出了主要问题，问题冗长，未见重点。问题提问前先叙述了一番新兴媒体、手机等情况后，才引出自己的问题。然而这段长达170多字的叙述却与主要问题没有多大的关联，哪怕这段引语全部删掉，直接抛出问题，新闻发言人也可以清楚地知道问题的内容。要避免这种反面案例的发生，企业应该在新闻发布会前主动与记者沟通，了解记者提问的内容。如果记者在阐述时出现类似情况，应该提前告知记者，与其说明存在问题，建议其在新闻发布会当天，提出的问题应该言简意赅、开门见山，每句话都尽可能与问题相关。通过事先沟通与了解，可以有效避免在新闻发布会中出现类似情况，使记者能够提出高质量的问题。

（三）发言人表现得体、回答精彩

在新闻发布会中，新闻发言人"怎么说"往往比"说什么"更为重要，新闻发言人的个人因素将在新闻发布会上发挥着巨大的作用，很大程度上直接影响发布内容的宣传。新闻发言人在新闻发布会中，必须时刻把握利益相关者的信息需求和信息接受效果，以正确的形式和语言表达向受众传递正确的信息，从而实现有效的沟通。

1. 新闻发言人表现得体、回答精彩的基础是新闻发言人能正确清楚地传递相关信息

能够明确地传递企业想要传递的信息，是对新闻发言人的基本要求，也是评估新闻发言人表现的基础内容。正确传递信息看似是一个简单而基础的内容，实则作为一个新闻发言人，要正确清楚地传递信息，需要有广泛的知识面和深厚的知识沉淀。曾担任外交部发言人的沈国放先生认为，新闻发言人很重要的一点是反应要快，但这个反应应该是向正确方向的反应，最好是各方面的知识都掌握一点。[①] 这要求新闻发言人要全面详细地了解企业新闻发布会的相关信息和延伸信息，以便正确充分地回答记者的提问。

2. 新闻发言人表现得体、回答精彩的核心是谈吐举止得当

美国传播学家艾伯特·梅拉比安曾给出一个公式，认为

---

① 邹建华. 外交部发言人揭秘［M］. 北京：世界知识出版社，2005.

"信息的全部表达=7%语调+38%声音+55%身体语言",由此可见非语言符号在信息表达当中的重要性。因此,新闻发言人在新闻发布会上的一举一动,都代表了企业的形象,是企业形象面对记者和公众的一种直接呈现。因此,在非语言符号的表达中,如语调、表情、眼神以及肢体动作等,新闻发言人都要表现得当,举止得体,给受众留下良好的印象,促进信息的传播。新闻发言人应该避免过分感性,因为新闻宣传主要是通过事实和道理来说服受众,过多的感情表达,反而容易导致受众的心理排斥。

3. 新闻发言人表现得体、回答精彩的关键是能够巧妙地回答记者的提问

一方面,面对记者犀利的问题时,或记者的提问与新闻发言人想要传递信息的倾向性相违背时,新闻发言人应该避免与记者发生正面冲突,化险为夷。利用高超的语言技巧,巧妙地回答记者的问题,达到既能在一定程度上满足记者和受众对于问题的解答,又不至于违反宣传者意图。另一方面,新闻发言人如果遇到事先没有准备的问题时,应该善于从记者的提问中,寻找到利于宣传本方观点的内容,借助回答问题的机会,抓住时机宣传更多与企业、与新闻发布会相关的内容,强调自身的观点。此外,新闻发言人也应该在回答中,善于引导记者提出与主题相关的问题,避免被偏离主

题的问题所扰乱。

[案例] ··

2008 年 11 月 3 日，台北 101 大厦内正在举办一场接风晚宴，宴会的主角就是第一次来台湾地区的时任海峡两岸关系协会会长的陈云林。面对"'台北 101 大楼'这个世界第一高楼的名字能让你联想到什么？"这样的问题时，陈云林即兴讲道："置身于这座华丽的 101 大厦，我俯瞰夜幕下的台北，万家灯火、车水马龙。在这片可爱的土地上，台湾同胞是热情、友好、勤劳、文明的人民。在这片热土上，他们以自己的打拼精神和聪明才智，创造了名列亚洲四小龙的奇迹，为中华民族赢得了光荣。为了两岸同胞的福祉，两岸已展开制度化协商。我衷心希望两岸和平发展，台湾经济不断增长，台湾同胞幸福安康，衷心祝愿两岸关系就像 101 大楼一样，超过满分，更上一层楼。"[①]

分析： 新闻发言人能够从记者的提问中"就地取材"，根据情境赋予提问的内容以新的含义，或者在提问的问题中寻找到利于宣传本方观点的内容，通过回答问题，说明自身的观点，"点石成金"，巧妙地回答记者的问题，这是新闻发言人应该掌握的一种回答技能。

---

① 洪向华. 媒体领导力——领导干部如何与媒体打交道 [M]. 北京：中共党史出版社，2009.

（四）传递有效信息

召开新闻发布会的目的就是向受众传递企业想要传递的信息，宣传企业或者纠正受众对企业某些活动或事件的误解和误读，向大众传递正面的企业形象。新闻发布会发布的信息是对现实情况的准确传递，受众在获知准确信息后才能正确感知自身所处的环境，正确了解企业。

但许多企业在召开新闻发布会时存在着误区。一方面，习惯于从宣传企业的角度出发，向受众详细地阐明自己企业的发展历史、获奖情况、企业文化，反而因为信息过于繁杂，模糊了新闻发布会召开的目的，偏离了主题；另一方面，由于其他方面的内容阐述过多，又影响了主要信息内容的传播，而涉及具体数据时又含糊说明。这样一来，受众既没有记住企业传递的与主题不大相关的内容，又没有记住企业想要传递的具体信息。因此，新闻发布会传递有效的、准确的信息至关重要。

首先，新闻发布会发布的信息必须是官方权威的内容，不带有欺骗性的信息，是准确无误的信息；其次，新闻发布会发布的信息要及时。心理学上有"首因效应"的说法，它是指当人们第一次与某物或某人接触时会留下深刻印象。因此，企业要想让受众接受最有效的信息，应该做到及时发布信息，只有第一时间向受众传递信息，才能满足受众对信息的渴求。尤其在危机事件中，权威机构若能及时发布企业的相关信息，才能够起到安抚民众、稳定大局的作用。再次，新闻发布会要站在受众的角度，发布满足受众需求的信息，只有这样受众才会肯定发布会的工作，加强对信息发布者的信任。而如何发布满足符合受众的信息，可以在发布会准备阶段进行一定的受众调查，包括网上调查、问卷调查等，了解受众想要通过发布会了解的信息内容，有针对性地发布受众所需的信息。最后，新闻发布会能够确保机密信息不外泄，只传递有效的信息。这就要求新闻发言人在回答记者提问的时候，不会被记者的问题所迷惑，避免谈及与新闻发布会无关或泄露企业机密的信息，确保只发布与新闻发布会主题相关、不涉及企业机密的有效信息。

[案例] ···

2017年7月26日上午，衡水市政府新闻办就"中国石化衡水油库迁建项目"召开新闻发布会。中国石化河北衡水石油分公司发言人、油库迁建办主任王均毅介绍有关情况并回答记者提问。以下是部分问答内容：

中新网记者： 衡水油库地处桃城区市中心，你们采取哪些措施保证附近居民的安全？

王均毅： 油库的安全问题还是大家比较关心的问题，那么我现在就衡水油库在安全管理工作中采取的措施给大家做简单介绍。多年来，我企业一直以安全为己任，把安全生产放到第一位，采取加大科技投入、抓实安全管理，实施多元化、立体化的管理手段，保证油库的绝对安全。近年来，衡水油库投入安全资金1200余万元，进行了安全设施升级改造，从技防、人防、群防和联防四个方面着手，细化安全措施，落实安全责任，确保了衡水油库安全运行59年。

1. 技防

（1）我们油库安装了视频监控系统。在重点部位安装了35个摄像头并且能够实现360°旋转、远近伸缩的功能。在消防值班室有不间断值班，对重点区域、关键部位实现24小时视频监控。另外，我们配备了电子智能巡更系统，每两个小时进行一次重点部位巡查，每次巡查大概40分钟，基本上实现了夜间无间断巡查。

（2）同时衡水油库在付油区、泵站、油罐区、接卸栈桥等关键部位安装了可燃气体报警器一共41路，基本上实现了重大危险源的油气监控，能够准确地发现报警部位、报警类型。做到发现问题能及时赶赴现场，分析原因，做到有报警、有分析、有处置、有记录。

（3）油库的15个立式油罐安装了液位计量和高低液位报警系统，实现了液位高低的实时监控，并与付油、卸油工艺设备进行联动。当油罐液位达到系统设置的警戒值时就会自动切断油泵电源，终止作业。

2. 人防

（1）我们油库为各班组配齐了很多防恐物资如木棒、钢叉等。同时在油库大门设 2 道门岗，进入油罐区设 1 道门禁。警卫室门口安装了升降杆，能够有效地拦截闲杂人员、车辆进入作业场所，实现油库封闭化管理。

（2）规范油库出入库制度。进入油库人员必须接受门卫检查，而且必须佩戴出入证，穿防静电工作服。同时落实门卫室值班制度，保证 24 小时人员在位，每天作业完毕后能够及时关闭油库两道大门，杜绝闲杂人等进入油库，确保油库安全。

（3）坚持领导干部 24 小时值班制度，重大作业值班主任必须在现场。各班组配备对讲机，时刻保持联络畅通。重点班组的关键岗位实行 24 小时住库值班，填写《住库人员登记表》，值班主任巡查人员在岗率。

3. 联防、群防

（1）针对罐区这一重大危险源，每年组织两次企地联合演练，增强油库与政府、医疗、电力、消防等联动部门的协同作战能力。内部定期开展各种应急预案演练，提高衡水油库应急救援队伍的现场处置能力。

（2）每逢节假日、重要节日，衡水油库组织员工在附近居民区、商场等人员密集地区发放安全知识手册和消防手册，强化周围居民的安全意识，做到人人想安全、人人促安全。

（3）每年衡水油库与周边小区物业、派出所、路北医院等单位召开联防会议，组织联防演练，加强油库与周边单位的沟通与配合。

所以，请大家放心，我们对现在的衡水油库的安全防范措施严密，同时我们也提高警惕，确保衡水油库安全平稳运行。同时，欢迎大家监督。谢谢。

衡水新闻网记者：新油库什么时候能建成投营？

王均毅：我想大家都知道大的工程项目在工程开工之前都需要办理大量的审批手续，油库项目更是如此，它涉及土地、规划、安监、环保、消防、质监、人防、电力、水务、铁路等多个部门，所以审批的手续和程序多，时间也比较长，手续比较繁杂。例如，土地招拍挂手续就需要将近 2 个月的时间才能完成，完成土地招拍挂后还需办理各项开工，例如：消防、质监这类开工前的手续，工程才能进场施工。又如工程招投标的公示期就将近 1 个月，这些节点都是有关法律法规规定的，也是我们无法调整的。为了我们油库项目的手续合法合规，同时推进项目进展，我们将积极配合衡水市政府，合理安排工期，各项工作交叉进行，精简程序。同时在衡水市政府、武邑县政府和清凉店镇政府的协助下，超常规运作，我们争取 2017 年 9 月三通一平工程进场施工，争取在 2017 年 10 月土建工程进场施工，争取在 2018 年 5 月工程基本完工，争取在 2018 年 6 月完成工程交工，争取在 2018 年 9 月完成试运行，争取在 2018 年 10 月新油库正式投产运营。谢谢。

长城新媒体记者：新油库的建设现在需要做哪些方面的准备？

中国石化河北衡水石油分公司发言人、油库迁建办主任王均毅：大概是三个方面。一是需要当地政府的大力支持，我们将积极与衡水市各级政府积极配合，抓紧办理油库项目前期土地、规划等这些开工前的手续。同时按照相关的法律法规办理安评、环评、消防等一些必要的证照和手续，确保项目符合法定建设程序；二是将组建专业建设团队，我们聘请省公司有油库建设丰富经验的专家为项目经理，而且抽调公司在油库管理、工程管理、安全和环保管理等方面的专业人才到我们油库建设小组，提高项目整体管理水平；三是我们需要通过合法合规的招投标手段，选择综合实力比较强、经验比较丰富的优质施工单位和监理单位来承接油库各项工程，确保工程质量合格。同时在施工期间我们会加大对现场的巡查力度，确保油库项目施工安全。谢谢大家。

（资料来源：河北长城网 http：//www.myzaker.com/article/5979e2861bc8e0755d000004/）

分析：新闻发言人答记者问的内容翔实，条理清晰，同时通过大量的数据来阐述所言内容，有效地传递企业工作的内容。表达明确清晰，不会晦涩难懂，让受众可以清楚地获取相关信息，是新闻发言人传递有效信息的范例之一。

二、 媒体报道评估

（一）媒体报道数量的评估

媒体报道数量的评估是指评估与新闻发布会相关的新闻报道有多少，哪家媒体进行报道或转载，评估的媒体范围包括到场参与新闻发布会的媒体和未到场参与新闻发布会的媒体。企业在对媒体报道数量进行评估时，可以从以下几个方面进行：

第一，先评估到场参会的媒体是否对此次新闻发布会进行了报道。企业在新闻发布会结束后，要统计到场的媒体是否全部对新闻发布会进行了报道，并且已经报道的媒体，每家媒体一共报道了多少篇。

第二，评估到场媒体的报道是否被其他媒体转载，转载的数量是多少。企业可以与媒体沟通，获取文章转载量的具体数据。

第三，评估除了到场媒体以外，其他媒体是否对此次新闻发布会进行报道。部分媒体可能未到现场参与会议，但通过其他渠道获取了本次新闻发布会的信息与内容，并将该事件报道出来。企业在对媒体报道进行统计时，也应该注意统计到是否有未参会的媒体对新闻发布会进行报道。

第四，统计未到场媒体的报道是否被其他媒体转载。同样地，未到场媒体的报道也可能存在被其他媒体二次转载的情况。因此，在统计时也应该统计是否有未到场媒体的报道被其他媒体转载的内容。

需要注意的是，在新媒体时代，除了对传统媒体新闻报道数量进行评估，还应该增加对新媒体平台媒体报道的数量进行评估。如果新闻内容是在新媒体渠道进行报道，则需增加统计每篇报道的阅读量和转发量。

（二）媒体报道内容的评估

媒体报道内容的评估指的是评估报道此次新闻发布会的内容的态度倾向，即新闻报道的内容是正面的还是负面的，内容是否与新闻发布会的真实情况存在偏差等。

首先，评估新闻报道的态度倾向。这个方面的评估可以从新闻报道的标题、新闻报道的措辞和新闻报道的具体内容进行评估。同时，要评估正面、中立、负面的报道的数量是多少。

其次，评估新闻报道是否与真实情况存在偏差。无论是正面报道、中立报道还是负面报道，都可能存在着新闻报道内容与实际情况存在偏差或不符的情况。在多个主题和媒体不同立场的多重因素作用下，新闻报道很容易与新闻发布会的主题内容产生偏颇。如果发现媒体报道存在偏差或信息数据上的差错，应该及时与媒体联系，更正错误，以免导致错误的信息在会后进行大范围的传播，影响了新闻发布会的预期效果。

最后，评估负面新闻报道的具体情况。评估负面新闻报道的主要情况有"标题党"，即标题为了吸引读者的注意而采用了"贬义"的措辞，但实际的新闻内容并没有报道新闻发布会的负面情况；还有对新闻发布会中的主体内容存在意见进行的批判报道；或者是并不针对新闻发布会本身，而是针对企业进行了负面报道。分析清楚负面报道的情况后，如果存在误解、误读的，应该及时与媒体沟通，让媒体澄清谬误；如果报道的负面情况确实属实，企业应该及时改进，并通过公关进行公共形象管理，化解危机形象。

三、舆论倾向评估

（一）发布会前后舆论倾向对比

在新闻发布会召开之前和新闻发布会召开之后，都需要进行舆论倾向的评估。新闻发布会召开前，先对舆论倾向进行评估的主要目的是统计在新闻发布会召开之前，社会大众对即将召开的新闻发布会的态度和意见。统计评估社会大众对新闻发布会的预期是持肯定态度、中立态度还是否定态度，并且不同的态度各自的比重是多少。新闻发布会召开后，也需要再向社会大众进行一次舆论倾向的评估。统计社会大众对新闻发布会的内容整体是持肯定态度、中立态度还是否定态度，不同态度的人群比重是多少。

统计好两次的舆论倾向的数据后，要对两次舆论倾向存在的异同点和变化情况进行分析，目的是对比新闻发布会召开前后舆论倾向是否发生了变化。如果发生了变化，是向正面方向发生变化还是负面方向发生变化，这一变化的程度具体是多少，是属于大幅度的变化还是小幅度的变化。这一统计有利于较为直观地获取新闻发布会召开效果的反馈与影响，从而得出新闻发布会召开的效果是否达到了预期的目标。

舆论倾向评估的流程大体是：首先进行舆论收集方法的制定；其次进行舆论信息的收集和整理；再次进行舆论倾向的分析和研判；最后进行舆论倾向的总结和报告。

但因为企业本身并非专业的舆情统计机构，如果条件允许，企业可以组织专人或委托专门的舆情统计机构对新闻发布会召开前后的舆论倾向进行统计、分析与评估，获得更为专业的舆论倾向评估效果。

同时，需要注意的是，在评估舆论倾向时，尤其要关注和重视危机信息，包括舆论的利益性和政治性。一旦发现危机信息，企业要最大限度地评估危机的危害程度，并及时加以舆论引导，化解危机信息，积极扩大有利影响，抑制不利影响，让舆论倾向朝有利于企业的方向发展。

（二）也许有新的声音出现

在舆论倾向的评估当中，受众可能会对企业和新闻发布会有新的意见和建议。企业要注意收集受众对企业和新闻发布会提出的建议，并对受众提出的意见和建议及时进行回复和反馈。

　　同时，政府部门也可能对此次新闻发布会发表态度或建议。企业在关注受众对新闻发布会的舆论倾向时，也要关注政府部门对此次新闻发布会的态度。如果政府对新闻发布会持肯定态度，那么企业要积极将政府的肯定意见进行宣传和报道，推动企业形象的塑造，为企业营造良好的舆论环境；如果政府部门对新闻发布会持否定态度，企业一定要意识到问题的重要性，第一时间与政府部门进行沟通，并对存在的问题进行改正和说明，避免负面舆论的传播和扩散。

四、 发布会对企业形象是否加分

（一）评估企业形象是否得到重塑

企业形象得以重塑是新闻发布会召开的主要目的。新闻发布会结束后，评估企业形象是否得到重塑，是新闻发布会召开完毕后续阶段的重要工作之一。企业形象是否得到重塑的评估，也是根据上述的媒体报道评估和舆论倾向评估来进行的。

首先，需要评估媒体报道和舆论倾向分别向哪种态度的方向发展。如果媒体报道的以正面内容居多，同时舆论倾向也以持正面态度的居多，那么此次新闻发布会的召开是成功的，它帮助企业的形象得到重塑；如果媒体报道主要为正面报道，但舆论倾向却持负面态度居多，那么企业形象还是未能得到重塑。企业要重点分析问题所在，及时引导舆论倾向，重塑企业在消费者心中的形象；如果媒体报道主要为负面报道，但舆论倾向却持正面态度居多，那么这次新闻发布会未能改变企业在媒体中的形象。企业要思考是否与媒体的沟通交流存在问题，产生了媒体对企业的误解。如果存在这种情况，企业要积极主动地与持负面态度的媒体进行沟通，找到问题所在，并及时解决，重塑企业在媒体中的形象；如果其中一项指标属于中立态度，那么此次新闻发布会发挥的效果可能微乎其微，无法重塑企业的整体形象。若存在情况，企业也要进一步分析新闻发布会中存在的问题，是否因为形式和内容不够新颖、是否因为未能真正解决问题、是否因为未能传递有效信息等，找到问题并及时进行企业形象的补救措施和重塑工作；如果媒体报道和舆论倾向都属于负面态度，那么此次新闻发布会存在很大的问题，企业要及时发现问题，并进行危机公关的工作，防止负面报道和负面舆论的扩大。

（二）进一步制定企业形象重塑方案

如果媒体报道或舆论倾向存在负面态度的情况，企业要及时制定新的方案来重塑企业的形象。

首先，如果是媒体报道存在负面态度，企业要主动与媒体进行沟通，并予以重视，不要采取回避态度。有些企业认为媒体是专挑企业的问题进行报道，以提高媒体自身的曝光率。所以，在出现负面报道时，企业不是与媒体进行沟通，而是对媒体产生抵触情绪，与媒体"打起"争论战，这是不正确的看法和做法。如果出现负面报道，企业要积极应对媒体，主动与其沟通，找出问题所在，与媒体建立良好的关系。如果存在误解误读，应该及时澄清。只有这样，才能帮助企业进行积极正面的宣传，构建企业的良好形象。

其次，如果是舆论倾向出现负面的情况，企业可以通过以下几个方面引导舆论倾向向正面方向发展。第一，发挥"舆论领袖"作用，引导舆论向正面发展。"舆论领袖"通常是指那些具有较大影响力的人，其发表的意见和态度对其他人具有较大的影响作用，名人明星一般即为"舆论领袖"。企业可以与网络"舆论领袖"进行沟通，让"舆论领袖"在网络中发布一些有益于树立企业形象的内容，引导社会的舆论向正面方向发展。第二，与主流媒体沟通，传播正面舆论，在社会上形成正面的主流舆论。主流媒体具有较大的公信力和影响力，但出现负面舆论时，企业可以与主流媒体进行沟通，让主流媒体帮助企业传播企业的正确形象，疏导社会上的负面舆论，引导舆论向正面方向发展。第三，企业在及时改进自身的不足之后，应树立良好的企业形象。同时不要回避问题，要主动通过多种渠道积极发声，澄清可能存在的谬误，重塑企业形象。如果负面信息处理得当，甚至可以成为一个展示企业形象的契机，让企业文化和企业价值为大家所认识和理解。

[**案例**] ··

石油，通常被人们认为是有一定污染的物质，主要表现在：其一，石油会污染大气环境，主要是石油挥发物与其他有害气体被太阳紫外线照射后，发生理化反应污染，或燃烧生成化学烟雾，破坏臭氧层；其二，可能污染土壤，石油污染土壤的地方，寸草不生；其三，污染地下水，主要是由于泄漏和排放石油引起的污染。因此，开采、储运、销售石油的企业，一般也会被认为是"非绿色环保"的企业。但是，中国石化西北油田分公司通过召开"'碧水蓝天'工程实施新闻发布会"，宣布计划在3年内投资5000万元，重点在塔河油田实施10个环保项目，进一步推进塔河油田绿色生态建设。中国石化西北油田分公司在此次新闻发布会上表明，中国石化"碧水蓝天"工程重点围绕污染物总量减排和提标改造、挥发性有机污染物检测与控制、异味治理及环境风险防控等方面展开，它的实施标志着中国石化发展史上规模最大的环保治理行动进一步开启。并且，近年来，西北油田分公司始终将绿色环保、节能减排等措施贯穿于油气勘探、开发、集输处理的全过程，每年都要投入7000万元左右资金用于油田的污染防治、生态恢复以及设施维护等环保工作领域。

在新闻发布会上，中国石化西北油田分公司通过案例详细地说明了其在绿色环保上的努力，包括西达里亚污水回注系统改造、穿越塔河管道环境风险防控、采油三厂基地生活污水处理系统扩建、塔河偏远单井高含 H_2S 伴生气脱硫、塔河油区噪声治理工程、钻井、作业酸化废液接收池建设、酸化作业废液处置及回灌工程、采油一厂采油污水回灌工程、污油泥扩建工程和环境监测设备配置等。

　　会后，社会大众表示对中国石化有了新的认识，重新树立了中国石化在公众心中的形象，没想到中国石化也是一个致力于绿色环保、节能减排的企业，增加了他们对企业环保项目和未来发展的信心。

　　分析：新闻发布会是重塑企业形象的一个重要内容。中国石化通过召开"'碧水蓝天'工程实施新闻发布会"，系统地向大众阐述了企业绿色环保项目的内容，以及近年来在环境保护和节能减排项目工作上的努力与成果，有效地改变了人们以往对于石油企业的"刻板印象"，重新塑造了一个绿色环保、不断创新，致力于污染防治、生态恢复以及设施维护等环保工作的企业形象。

NEWS

第八章

如何做好企业新闻发布会的传播管理

一、 发布会的传播策划

一场新闻发布会如果想要达到预期的效果，成功的策划是必不可少的。传播策划不仅需要准确地把握核心信息，充分考虑需求和行业发展趋势，还需要具备相当的深度和洞察力。例如，中国石化多次获得国家科技技术发明的奖项，在申请专利上也位于全国前列。如果就此召开一个新闻发布会，这个过程是一个不断提炼、不断提高的过程。内容确定后，就需要依据发布会的需要设计不同的策划方案。

在新闻发布会之前的传播策划基本可以进行以下几个步骤：首先，开一个策划会。确定会议的基本细节，如时间、地点、议题等。其次，分配好具体策划的任务，最好分配到组再分配到人。如建立后勤组、执行组、宣传组等。然后再具体进行策划执行。最后，建立效果测评小组，总结策划的效果。

关于发布会的策划，最主要的是掌握好策划技巧。那么怎样运用传播策划来为新闻发布会吸引更多的受众呢?

(一) 做好场外预热

发布会内是一个战场。发布会外也是一个战场。在召开新闻发布会前或者正在召开新闻发布会时,做好场外的预热至关重要,我们可以策划一个送礼品的小活动;请一些嘉宾来助演热场;策划一场"快闪"运动等。

[**案例**] ···

凯迪拉克 XTS 汽车在召开新品发布会前 24 小时,提前邀请 24 位各界知名人物在微博上接力转发,创造了很好的传播效果。在发布会即将开始的前一个小时,更是邀请代言人布拉德·皮特现场助兴,使得发布会圆满成功。

分析:提前运用新媒体和名人效应做好场外预热,受众对发布会充满期待使发布会达到了意想不到的效果。

(二) 做好数据市场调查,具备"大数据"思维

现在是"大数据时代",数据已经成为关乎一个企业成败的关键性因素。从数据中提炼出"关键点"也成了一个企业必须具备的技能。在召开新闻发布会之前,数据的采集、背景的调查、新闻的检测等前期工作也就成了重中之重。无论什么种类的新闻发布会,前期的调查及数据采集都是必不可少的。

新闻发布会召开前期，我们需要详尽地了解市场、产品、企业、用户、经济环境、媒体状况、舆论环境等各个方面，为传播策略的制定打下良好的基础。

[案例] ···

海尔公司在国内站稳脚跟后准备寻求国际化发展，然而要不要在美国海外建厂却产生了很大分歧。为了解决这个问题，海尔公司做了详尽的市场调查。调查主要围绕两个问题展开：要不要在海外建厂？如果建，生产怎样的产品？经过调查美国本地冰箱企业及美国市场需求后发现，在美国建厂保持收支平衡的盈亏平衡点是28万台。而海尔目前对美出口的冰箱，远远超过这个数字，且因出口中运费、维修、关税等问题，海尔的利润率相当低，并且售后服务严重不达标。在美建厂的主要花销集中在人力资本上，人力资本的花销是国内的5倍多。在美建厂后，海尔将节省很大一部分开支，这部分开支足以抵消人力资本，并且还可以提高海尔的售后服务水平，进一步提高市场占有率。

另外，经过调查发现：在美国200L以上的大型冰箱被GE、惠而浦等企业所垄断；160L以下的冰箱销量比较少，GE等厂商认为这是一个需求量不大的产品，没有投入多少精力去开发市场。然而海尔发现美国的家庭人口正在变少，且独居、大学生、都市白领等人口比例不断扩大，小型冰箱将会越来越受欢迎。根据以上调查分析，海尔决定在美国市场开发60L到160L各种类型的小型冰箱。因此，加紧研发了几款小型冰箱，在美国正式建厂生产，并举行了盛大的新品发布会。产品一经推出就广受欢迎，为海尔在美国站稳脚跟立下了汗马功劳。

分析：海尔通过调查，确立了自己的传播方式，从数据中发现了传播的契机。这是从调查中获得数据，再从数据中寻找商机的典型代表。我们企业在进行传播策划和传播管理时，一定不要忘了前期调查的重要性。

（三）用好新媒体

传播的效果如何主要取决于两个方面：一个是传播的速度；另一个就是传播的范围，也就是时间和空间。新媒体无论是在传播的速度上还是在传播的范围上，都占有绝对的优势。尤其是在如今的"关系网络"社会下，一个事件、活动的曝光往往都是从社交媒体上开始的。企业新闻发布会的传播策划万万不可忽略了新媒体这个"武器"。然而新媒体也并不是单单指互联网，如今比较主流的新媒体主要有微信平台、微博平台、各信息 APP 平台、直播平台。针对不同的平台，在传播策划时侧重点往往不同，下面我们分别论述。

1. 微信公众平台

微信是一个基于"关系"的平台，相比于微博的"大广场"它更像是自家的小院子,所以运用微信进行传播时一定要注意对"关系"的掌握。例如,创办自己的微信官方平台;要求员工们多转发本企业的微信推文;设置一些"集赞"优惠活动;举办一些"最美员工"活动然后发动投票;组建一系列"用户群""消费者群""优惠群""员工群"等,运用每个最小个体强大的关系网,传播企业文化。

2. 微博平台

微博则与微信有所不同,其更像一个公共场合,大家无论是谁都可以发表观点展示自己,形成"围观"。围观的力量和粉丝的力量是微博平台的重中之重。对于微博的传播,一定要掌握好粉丝、围观、互动这三个关键词。例如,多举办一些抽奖活动吸引粉丝;运用好"短视频"的力量,制造话题引起围观;多和大 V 互动,运用好"@"的力量等。

3. 各 APP 信息平台

今日头条、一点咨询、凤凰新闻、网易新闻等新闻信息类APP 现如今都开通了对外接口,头条号、凤凰号等接入 APP 的个人账号飞速涌现。企业可在今日头条、凤凰新闻、网易新闻等开通自己的企业头条账号,用以发布信息、传播信息。

4. 直播平台

直播是继微博、微信之后最火的互联网新媒体,对于直播企业也万万不可错过。企业可以尝试在各个直播 APP 开通账号，培养自己的"明星主播"，根据自己企业的性质直播企业日常、工作、活动等。

[案例] ···

中国石化利用新媒体开展了大量的积极尝试和有益探索。他们注重建设、创新应用、善于管理，打造布局全面的新媒体格局，与传统媒体一起形成强大的舆论引导阵地，助力思想政治工作和品牌传播工作打开新局面。据人民网统计，自开通以来，中国石化集团层面新媒体共发布文章 9000 余篇，阅读量突破 7 亿人次；2017 年，中国石化全系统新媒体共发布文章 6 万余篇，阅读量达 2.3 亿人次。

中国石化西北油田特种工程管理中心开展"爱心、孝心、开心"正能量三部曲活动中，与时俱进，推进宣传载体的创新，充分依托网站、QQ 群、微博、微信等新媒体，不断加强对干部职工的广泛联系和有效覆盖，从而进行有效引导和服务。"微家书"的创新感动了很多人，传播了中国石化的企业文化。

分析：中国石化用新媒体内聚人心、外树形象，开创宣传思想工作新局面。新媒体成为中国石化主动回应关切、塑造形象、服务客户的重要平台，成为随时启动、及时联动，为公众创造更大价值的重要载体。

（四）智能放大，用好"关键词"

在新闻发布会的过程中，或者新闻发布会前，要有意地、有计划地、有特点地放大某些优点及想要传播的内容。注意掌握好关键词的使用与包装，把一些与企业及新闻发布会有关的小事运用起来，从而制造轰动效应，以在目标受众和邀请媒体中扩大发布会的影响力及知名度，塑造良好的企业形象及发布会口碑。这就是以小见大。

[**案例**] ....

中国石化开展过"情暖驿站""碧水蓝天"等活动，这两个活动的关键词就用得恰到好处。情暖驿站展现了石化的社会关怀，最主要的是展现了中国石化加油站点不仅是一个"商业"站点，更是一个"真情驿站"。而碧水蓝天，则贴切地呼应了新时代下绿色环保的主题。

分析：一个重要的关键词有时往往在传播中起到重要的作用。中国石化的两个活动"情暖驿站"和"碧水蓝天"契合了"人文关怀"和"绿色环保"的主题，不仅有利于企业的传播，更重要的是为企业本身营造了一种责任担当的文化氛围。

（五）掌握好：新、奇、特

《孙子兵法》说："以正合，以奇胜。"意思是说作战时往往以常规的战术与敌人抗衡，而想要赢，必须要出奇兵。历史上，出其不意而大获全胜的例子数不胜数。在企业的传播中及发布会的传播策划中，想要做到创新，也要运用奇招、怪招。记者往往拥有一个"狗鼻子"，普通的新闻发布会和普通的新闻故事并不能引起他们的注意，只有奇特、新鲜、惊讶的事情才能让记者倾心，进而吸引更多受众关注，达到发布会的预期效果。

（六）运用好三势：蓄势、借势、造势

蓄势：好比积蓄了很久的水库突然开闸放水，又好比拉满弦的弓箭，蓄势待发。开好一场新闻发布会要学会运用企业的优势资源，为新闻发布会服务。大致可以从以下几个方面加以运用：①品牌积累之势：发布会要学会运用自己的品牌效应。②资金之势：新闻发布会并不一定有钱就能办好，但资金也是新闻发布会的重要环节。如何运用资金充足的优势让发布会更好地举办也是我们需要考虑的问题。③管理之势：企业的管理以及对新闻发布会过程的管理也是影响发布会传播成功与否的关键因素。④舆论导向之势：发布会传播要善于引导舆论。

借势：三国时诸葛亮草船借箭相信大家都知道，所谓借

势，简单地说就是借他人之势为己所用。在新闻发布会的举办过程及宣传发布中，借助已有的形势从而达到映射、衬托、凸显自己的目的，就是借势。借势时也不能一味地四处乱借，而是要考虑很多问题，在借势时，我们也可以运用以下几种方法：①借行业发展之势：我们要善于分析和研究行业的发展之势，来借东风。②借政策之势：政府和行业管理部门在不同时期、不同阶段、不同背景下会有不同的政策，也会有不同的价值取向。企业新闻发布会要注意政府的政策变化，善于借政府之势。③借"名人效应、热点事件"之势。④借舆论导向之势：有些舆论是国家大力提倡的，如"中国梦"企业完全可以借助"中国梦"的舆论导向。

造势：俗话说："先谋势后谋利。"有时企业可以自己造就优势。所谓造势，即凭借自己的力量和智慧，积极主动地创造出有利于自身发展的态势与格局，人为地扩大影响力，提升自己的实力，增进自己的优势和形态格局。如微软，在其"快速反应商务软件"上市之前，其总裁就亲自写了《10倍速时代》造势。造势时，我们可以运用几种小技巧：①讲故事法："海尔砸冰箱"的故事相信大家都听过，一个好的故事，往往能够起到意想不到的作用。②包装"企业明星"：马云、马化腾、刘强东，这些公司的老总自己站在台前，为自己的企业打气助威，往往比邀请明星更加具有说服力。

（七）公益攻心

华为手机在新品发布时，往往强调自己的"中国芯"，手机运行的核心技术在芯片，苹果与三星正是凭借自己对芯片的垄断而逐渐成功。国产的其他手机也大部分运用了美国高通骁龙的芯片或中国台湾联发科技的芯片。但华为却加大投资，研发出自己的"海思麒麟"芯片，把自己的芯片研发与打破西方技术垄断，并超越西方在芯片上的技术优势作为宣传点，华为手机因此更上一层楼，达到现在的效果。

[**案例**] ···

中国石化连续7年举办"情暖驿站 满爱回家"公益活动，真诚服务春运返乡群体。活动关注弱势群体，为他们的回家团圆出一份力。这个活动不仅在社会上引起巨大反响，也塑造了企业的良好口碑，更主要的是展现了石化的社会责任感和公司的价值观，在传播公司文化方面非常成功。

2015年2月10日，中国石化"碧水蓝天"全球契约中国网络年会在北京举行。在2012年、2013年连续成功举办全球契约中国最佳实践评选的基础上，于2014年继续开展全球契约中国最佳实践的征集与评选活动。通过企业自荐，经专家严格审核，最终产生4大类共24个最佳实践。中国石化"碧水蓝天"案例获选关注气候与环境保护最佳实践。

分析："公益"不仅体现了一个公司的文化，而且体现了一个企业的担当。中国石化的"情暖驿站 满爱回家"公益活动不仅展现了其对社会的关怀，更传播了自己的企业文化。在我们策划自己的新闻发布会传播活动时，多做公益事业，为社会献出自己的一份力，也会对我们自己的传播有所帮助。

二、 发布会的媒介计划

什么是媒介计划？简单地讲，就像你到餐厅吃午饭，点餐员（媒体或代理公司）提供菜单（媒介情况），你根据自己的实际需求，考虑餐费（广告预算/媒介预算），然后选择川菜（广播）、鲁菜（电视）、火锅（报纸）、西餐（新媒体）等不同类别。在此过程中你可能会遇到菜品卖光（买不到媒介时间段或者版面）的情况，然后你要决定是否更换。吃的过程或者吃完后你会给出评价（媒介投放效果），然后决定下次的选择。概括来讲，媒介计划就是关于如何更好地利用媒介进行传播策划管理的一系列的决策安排。

（一）邀请什么媒体

这部分内容最关键的是做好三个定位，即企业自身定位、受众定位、媒体定位。这三个定位是按照一定顺序来施行的，即先进行自身定位，了解自身需求；再进行受众定位，了解受众范围；最后进行媒体定位，决定邀请什么样的媒体以及各个媒体所占的比例。

1. 企业自身定位

这个步骤最关键的就是企业新闻发布会的类型，不同的新闻发布会有不同的性质和追求不同的效果。关于企业新闻发布会都有哪些类型，每种类型的特点、性质等我们已经在第二章有详细的论述，在此不做更多的解释。我们把重点放到不同新闻发布会所追求的效果分析上。

● 日常工作新闻发布会：注重故事性、亲和性。

日常工作新闻发布会要注重故事性和亲和性，提高新闻发布会的"软实力"，要多运用讲故事、出新意、搞创新的办法提高它的趣味度。因此在媒介的选择上，也要多选择善于写"软新闻"比较亲民、会讲故事的媒体类型。在这方面，新媒体"软文"写作具有独特的优势。

● 重大事件新闻发布会：注重真实性、时效性。

重大事件新闻发布会往往是要宣布企业的重大事件及重大决策，因此在媒介的选择上一定要选择有一定影响力和权威性的媒介。

● 热点问题新闻发布会：注重时效性、显著性。

热点问题新闻发布会更注重它的时效性，在媒介的选择上除了要有影响力外，也要具备快速传播的特点。所以最好是传统媒体与新媒体相结合。

●产品信息新闻发布会：注重创新性、时效性。

产品信息新闻发布会一方面要注重创新性；另一方面也要注重时效性。因此在选择媒介时要注重媒介自身的创新传播能力及传播速度能力。

●突发事件新闻发布会：注重真实性、权威性。

突发事件新闻发布会往往是对突发事件的回应，在突发事件的回应上最重要的就是真实性和权威性。因此，在突发事件的回应上除保证回应的真实外，一定要注意媒介的权威性，通俗点说就是一定要有党媒和有政治影响力的媒体参与。

2. 受众定位

不同的受众有不同的喜好，要制订媒介计划，就要知道：自己的受众群体最喜欢接触什么样的媒体？自己是仅在当地造成影响还是要在全国造成影响？对于受众的类型也要进行划分，是面向老年人还是面向中年人？是白领还是学生？不同的受众细分类型有不同的媒介喜好。

3. 媒体定位

不同的媒体有不同的特点，我们根据企业自身状况和受众的范围与类型，就可以知道邀请哪些媒体更好，更有传播力，造成的影响更大。现代的传播体制下，大致存在两大类媒体及多种不同的类型，分别是传统媒体：报纸、电台、电视台、杂志；以及新媒体：网站、新闻APP、自媒体。

传统媒体：①报纸、杂志：近年来纸质媒体产业呈下滑趋势，影响力也大不如前。但是，报纸的"地域"属性较强，在召开小范围如仅北京、天津等地的发布会时，报纸的影响力甚至大于邀请一些全国性的电视媒体或网络媒体。另外，报纸、杂志的专业性比较突出，如《工人日报》在工人中的影响力就不容小觑。②广播：广播亲切感很强，口语化的传播使人很容易产生亲切感，在一些"故事类"传播中占有重要地位。而且在一些施工场地，技术要求达不到，广播就成了最快捷方便的传播方式。③电视：电视作为现在主要的大众媒体，目前还是影响力最大、最广泛且权威性较高的媒体。对于电视媒体我们一定要重视，根据不同的新闻发布会邀请不同的电视媒体进行发布采访。

新媒体：新媒体具有快速、互动、多层次、多媒体、多手段等优点。作为新兴的媒体形式，其对整个传播领域的影响都是颠覆性的。随着技术的发展，我们也要越来越重视对新媒体的邀请与沟通。同时，又因为新媒体的权威性较差，容易滋生谣言，对之也要有所防备。①社交媒体：微博、微信、美拍、知乎等社交媒体也是现在的主要媒体之一，我们在进行发布会的管理时一定不要忘了社交媒体的作用。可以在微博和微信上发布自己的广告与软文，也可以和一些大V、网红合作，加强自己的传播力度。②移动媒体：手机已经成为人们生活中必不可少的一部分，手机移动媒体，也是我们必须要注意的，我们可以进行一场"直播"来传播自己。

（二）怎样邀请媒体

在确定媒体名单后，就可以开始邀请媒体及确定媒体行程了。邀请媒体可以运用多种方法，可以采用 E－mail 发送邀请函或传真邀请函；也可以电话邀请之后，再发送邀请函。

媒体邀请的技巧非常重要，既不能过多透露将要发布的新闻，又要吸引记者参加。在媒体邀请的人数上，不能太多，也不能过少。可以邀请与自己联系比较紧密的商业领域记者参加，必要时如事件现场气氛热烈，也可以关照平面媒体记者与摄影记者一起参加。

邀请时间一般以提前 4~7 天为好，前一天可以发一条短信或微信做适当的提醒。在邀请记者的过程中必须注意，一定要邀请新闻记者，而不是邀请广告业务人员。

三、　与媒体的深度沟通技巧

邀请完媒体之后，与媒体进行沟通也是非常重要的。如果不能与媒体进行有效的沟通，我们也就不能进行有效的传播。那么我们应该怎样与媒体沟通呢？

（一）提前与媒体沟通

开门见山地询问媒体想要了解的情况。与媒体沟通时，我们可以提前询问媒体想要了解什么，在发布会现场会问一些什么问题，然后做好充足的准备，以便应答。

（二）引用媒体乐于引用的报道要素

醒目的标题和导语：看文先看题是很多人的阅读习惯，好的新闻标题可以起到吸引人的作用。在准备发布会稿件的时候，企业一定注意对标题与导语的精心布置与制作。

精准的数据与事实：媒体不喜欢"假大空"，越是真实、清晰、明了的第一手数据，媒体越是喜欢，特别是有数据支撑的精准事实。

真实的图片与多媒体：单调的文字并不能吸引记者，多样的组合才会让记者眼前一亮。

（三）运用微信、微博、QQ 的特性，深度沟通

我们与媒体记者虽然不会天天见面，但记者是一张"关系网"。在与媒体进行沟通时，可以运用微信、微博等社交媒体。在社交媒体上沟通，有时往往可以达到出奇的效果，沟通也更加深入。微信可以多建立"工作群""记者联系群"，运用"关系网"笼络媒体；微博则多@ 各个媒体，与媒体互动。运用不同的新媒体，与记者沟通，达到深度的交流。

（四）维持与记者的私人关系

记者是一张关系网，一个记者就是一个巨大的关系系统。与记者建立良好的私人关系，只有好处没有坏处。有时正是因为"私交"的存在，与媒介的合作才能更加深入与迅速。但是也要注意讲话的分寸，对企业的相关信息，也不应该全盘托出。

（五）召开媒体沟通会

企业可以在新闻发布会前后，不时地召开小型的发布会：

"媒介沟通会"，类似于企业内部的"茶话会"。提前了解媒体想知道什么，媒体想报道什么，媒体有什么新的策划。通过"沟通会"上的交流，不仅提供自身信息，也了解媒体信息和动向，为传播做好准备。

（六）主动提供新闻线索

企业要与媒体建立起日常的联系。这种联系不仅限于新闻发布会召开前后或者自身重大新闻发布前后，而且包括生活中的日常联系。经常把自己的动态、活动、事件和自身的策划告知媒体，与媒体多交流。

（七）参与"走转改"，走基层，邀请记者到现场了解情况

"现场"永远是新闻传播的第一要素。邀请记者进入企业生产、工作、生活的第一现场，挖掘企业故事、企业人物、企业文化，比举办多场活动策划要重要得多。这样记者不仅能够感受到最真实的企业生产，也可以更多地了解企业，使报道更加贴近基层，更接地气。

四、 发布会传播控制技巧

什么是控制？简单来说就是：使控制客体在一定范围内活动。什么是传播控制？就是在新闻的策划和发布过程中，从新闻活动和运动的整体来考虑问题。目的是通过某些把控，使传播效果达到最佳，或者控制对自身不利的信息传播。

（一）对传播渠道和传播内容的控制

在新闻发布会的传播管理中，有些信息我们想发布出去，有些信息则不想和受众分享。因此在发布会的传播控制中首先要做的就是对传播者进行培训，什么该说，什么不该说；什么需要多说，什么略微一提即可；什么要让记者大写特写，什么不能让记者着笔。

（二）对发布会现场节奏的控制

新闻发布会中的开始、发展、高潮、低潮、结局全过程的节奏，也是我们需要控制的因素。有时安排不当，将会导致整个发布会的失败，进而导致发布会的传播出现问题。在发布会的整个过程中，要注意现场的把控与节奏的控制，把自己最想传达的穿新成发布会高潮所在，而当记者问到难以回答的问题时，也要注意应对，而不是问什么答什么。

（三）时机的控制

时机代表的是时间和机会两个词语。发布会的传播控制，一定要有"时机"概念，既要掌控时间，又要掌控机会。今天想让媒体了解的，绝不等到明天；今天不想让媒体知道的，绝对不透露一点儿风声。

五、 有效复用与议程设置

（一）有效复用：资料的二次利用

从字面上我们可以看出，"有效复用"就是有效果的重复利用。一场新闻发布会要准备各种材料，在新闻发布会结束后，这些花了几个星期甚至几个月来准备的东西就没用了吗？当然不是，这些资料如果运用得当，所带来的影响力不比新闻发布会召开当天的影响力小。

1. 网络新媒体转载复用

如今微信、微博的影响力不用多说，在新闻发布会中，大量的邀请网络新媒体及自媒体参与是不可能的，往往只有少数如新浪、搜狐、网易等会被邀请。但是，这就忽略了另外一股网络力量的重要性——自媒体。微博上一些大V的粉丝量动辄成百上千万，十点读书、罗辑思维等微信公众号 10W + 文章也是不计其数。并且网络自媒体的时效性和高互动性也是一般传统媒体所不具备的。我们可以采用传统媒体 + 新媒体联动的方式对新闻发布会的传播结果进行有效的二次传播。在获得一定效果后，工作人员可以联系网络媒体，有计划地安排媒体转载，进一步扩大效果。

2. 企业内刊的有效复用

一般来说，大企业都有自己的媒体刊物，如中国石化不仅有自己的《中国石化报》《中国石化杂志》，还有自己的中国石化新闻网、微信公众平台、官方微博、网络电视、APP 客户端。新闻发布会后的各种资料，都可以在自己的企业内部媒体上进行"二次创作"，在创作后，形成视频、新闻稿件、H5新媒体、专题等各种形式的二次利用，达到传播效果。例如，一场新品发布会的展示 PPT，我们可以制作成 H5 可视化新闻再次利用。

3. 学习案例的有效复用

在每一场新闻发布会结束后，我们可以建立一个"案例库"，把成功或失败的新闻发布会总结经验，用来培训内部员工，进行二次利用。

（二）议程设置：变被动为主动，吸引媒体注意力

议程设置理论最早是由麦克斯韦·E. 麦克姆斯和唐纳德·肖在1972年的论文《大众媒介的议程设置功能》中提出的理论。简单来说，议程设置功能就是媒介为公众设置"议事日程"的功能：通过反复播出某类新闻报道，以加强该话题在公众心目中的重要程度。也就是说，某一问题如若被大众媒介所关注，那么该问题在公众心目中的重要位置就会得以提升。大量的研究表明，媒体在决定受众"怎么想"方面发挥不了太大作用，但是，媒体在决定受众"想什么问题"上面却有着几乎百分百的成功率。

1. 做好新闻测评，时刻关注媒体动向与媒体策划安排

媒体的报道对于受众可以产生什么样的影响，我们在上面已经论述了。所以，企业一定要关注媒体对于企业形象、企业名誉、企业新闻、企业状况等各个方面的报道。是积极的还是消极的？报道了几次？是新闻消息还是专题报道？是调查报道还是实地采访。企业对于新闻媒体的报道一定要做好新闻测评，不管是积极的报道还是消极的报道，都要运用内部刊物及新媒体做出一定回应。

2. 企业自身做好"议程设置"

主动吸引媒体，提供自身日程。媒体可以通过"议程设

置"获得关注，政府可以通过"议程设置"引导舆论，那么企业及企业新闻发布会当然也可以通过"议程设置"传播自己。

3. 按照新闻规律，契合媒介偏好

企业进行议程设置，要清楚新闻的规律是什么，新闻具有新鲜性、显著性、重要性等特点。把一些乏味无聊的东西给媒介和记者，就算他们报道了，效果依然不会好。企业再进行议程设置时要知道什么样的新闻才是媒体要的，也是受众需要的。

4. 切记谨慎进行"新闻炒作"

新闻炒作只以单纯的能否"吸引人"眼球来进行新闻传播，有时甚至用假新闻、夸大的新闻、歪曲的新闻、色情新闻等方式一味地进行炒作，想要达到"爆炸性"效果。这样可能在短时间内吸引大量的眼球，达到眼球效应。但是，相比之下，企业的声誉与名誉才是一个企业生死攸关的命门所在。企业切忌在议程设置时一味地寻求效果，运用新闻炒作，而忽略了企业的社会责任所在。

六、 舆论引导与企业公关

（一）舆论引导：运用舆论，为企业传播造势

什么是舆论引导呢？所谓舆论引导，即一定的组织、个人针对一定的社会舆论情绪，根据一定的社会意识设置议题并且进行互动，使绝大多数公众达成共识。一个企业如果可以把握舆论动向，当有关于企业的议题出现时，积极做出回应做好舆论引导工作，这对企业的品牌及名誉、文化的形成作用将是巨大的。

1. 坚持三大原则

坚持树立正确的企业核心价值观。企业的核心价值观是企业能否具有良好的企业形象及打造良好的企业品牌的核心因素。试想一个企业如果没有正确的核心价值观，只知一味敛

财，不知公众利益、企业道德为何物，那么就算在短期内有不错的收益，一旦产生危机，必将面临毁灭性的打击。企业应该把自己的核心价值观与国家利益、公众利益、员工利益结合起来，上下拧成一股绳。

坚持企业舆论引导是为企业发展服务的原则。 企业对于舆论引导不是"赔钱赚吆喝"舆论的引导，一定要服务于企业的长期发展及一定的经济效益。否则，舆论引导对企业便失去了直接意义。

坚持自身良性管理的原则。 如果自己不优秀，花再多的钱也不可能让公众说你的好。企业在舆论引导时，不要一味地在乎外在宣传，而忽略了自身的管理。内因决定外因，内部因素永远是最重要的。

2. 做好三个提高

提高企业宣传部门的舆论掌控及检测能力。 网上已经炒成了一锅粥，而企业自己还不知道到底发生了什么事情。如此滞后的信息收取与反馈怎么可能做好舆论引导工作。在 20 世纪 90 年代公关界有一个理论叫"黄金 24 小时"，危机事件发生后，24 小时内做出回应是最好的。后来到了电视媒体发达的时期，变成了"黄金 7 小时"；再到后来互联网发达，变成了"黄金 3 小时"；如今社交媒体影响深刻，对于事件的回应已经成了"黄金3分钟",即事件发生的3分钟后,企业就要做出回应。可见,拥有一个强大的监测部门是多么重要。

[案例]

2月16日,一篇《断腕求生！4个油田今年将整体关停》引发舆论广泛关注,随后更是在微博、论坛、微信朋友圈里滋生了大量谣言。面对这种情况,中国石化火速做出反应,对事件进行"议程设置",不仅第一时间发布《4个无效益小油田暂时关停,仅占胜利油田年产量0.2%》的文章,解释关闭胜利油田的前因后果。之后,更发布了胜利油田的一系列现状及今后的发展规划,规避了谣言的继续滋生。

分析:当不利于自己的信息谣言在网上传播时,一定不要慌张,而是冷静地应对,把真实的信息传送给受众,并耐心回答网友问题。中国石化的这次舆论公关,就做得相当不错,及时声明,并把改革具体事务公布,切断了谣言滋生的源头。

提高企业的新闻传播策划能力。做好舆论引导工作不能一味被动地回应,也要先发制人做好新闻策划和传播策划。至于怎样提高传播策划能力,我们在前文中已经大量论述。

提高企业的舆情分析及回应能力。当危机爆发时,简单的回应只是暂时安抚,并不能完全解决。企业还要提高自己的舆情分析能力特别是舆情的回应能力。分析出问题所在,是自身错误还是公众误解?是对手抹黑还是遭人威胁?做出正确的分析后，根据结果正确、积极地回应与解决才是王道。

3. 做到三个加强

加强企业舆论引导团队的建设。舆论的引导工作不是随便一个企业员工就可以胜任的，企业一定要建立并加强舆论引导团队的建设，来应对危机及做好舆论引导。同时，企业也要不时地对团队进行培训及加强训练。

加强企业内部媒体的管理与建设。企业的内部媒体是自己的金话筒。如果在舆论引导时一味地依靠其他媒体，而自己的媒体影响力却微乎其微，这将使企业处于非常被动的局面。因此，加强自身的媒体建设也是至关重要的。

加强企业"反馈"制度及渠道的建设。"反馈"是传播学、社会学、控制论等学科中一个重要的概念。简单来说就是指受众对信息做出的回应。一个企业，如果没有反馈渠道及反馈制度，就会处在信息闭塞中。一个改革、一个政策、一个产品的效果、反应怎么样，都需要及时的反馈来告知。企业要加强自身反馈制度及渠道的建设，才能更好地引导舆论。

（二）企业公关：树立企业文化，塑造品牌形象

说到企业公关，不得不提到另一个词语，那就是公共关系。业界有一句话用来区分公关与广告最直接的区别，那就是"广告是让消费者买你，公关是让消费者爱上你"。公共关系

简单来说就是一种关系管理，即正确管理组织与公众之间的关系问题，以达到增强形象、解决危机等目的。企业公关，也就是企业运用一系列公关手段达到维护自身形象、解决自身危机、建立品牌文化等目的。这里我们主要从三个方面来论述企业的公关之道，即企业的品牌形象公关、企业的危机公关。

1. 企业的品牌形象公关

企业的品牌形象不是一朝一夕就可以打造成功的，也不是企业随便做几次宣传活动就可以立竿见影的。一个企业良好的品牌形象往往是在长期的良性运作以及点点滴滴的小事中逐渐建立起来的。毕竟自己说自己好不算好，公众说你好才是真的好。对于企业的品牌形象的公关，这里提出四个小建议，希望企业可以在实践中逐渐建立起自己的品牌形象。

● 精准定位企业形象：企业千千万，但是有特色的企业却少之又少。企业在做品牌形象公关时一定要做到根据自我特点，精准定位，然后再朝自己的定位目标努力。提到麦当劳，不仅是快餐，更是一种快乐的气氛和文化；李锦记酱料品牌时刻把传扬中国优秀饮食文化作为自己的准则；苹果以创新为第一要务。这些企业都有精准的形象定位，事实证明这些定位也是十分准确的。

● 树立以消费者为中心的公关理念：在消费者主权的时代下，企业一定要注意维护消费者的权益及消费者的利益。

● 做好媒介沟通，积极广告推广：做形象公关，维护在媒体眼中的形象也是十分重要的。必要时我们还可以做一些形象广告的投放。

● 民心公关，公益公关：得民心者得天下，企业要学会怎样才能让民众认可自己，多做些公益活动是一个不错的选择，多策划一些绿色、健康、环保的活动也会大有裨益。

2. 企业的危机公关

当企业发生危机后，如果处理不当将会对企业造成吨量级的伤害。可是现代互联网社会恰恰又是一个"风险社会"，企业想要没有危机、没有风险是不可能的。新加坡鳄鱼国际私人有限公司董事长陈贤进在接受媒体采访时说："企业出现危机是很正常的事情，任何人都会出错，更别说一个企业，关键是如何处理和对待危机。"

面对企业危机，新闻发布会是一个十分重要的回应手段。除了召开新闻发布会回应外，我们要注意三个原则及一些技巧。

● 快速反应原则：危机出现后要快速进行反应。

● 责任认定原则：危机的责任认定一定要划分清楚，属于自己的责任要主动认责，尽力弥补。但是如果危机的引发是对手抹黑和媒体造谣，也不要一味地自己揽责，而是追查真相。

● 重视权威原则：权威机构及权威部门的影响力及认定结果往往会达到意想不到的效果。

后　记

　　《企业新闻发布会并不难》一书经历无数次的头脑风暴、框架的反复搭建、内容的斟酌调整，终于付梓出版。本书从筹划到收集材料、探讨编写，再到最后编辑加工、出版印刷历时两年多的时间。期间，我们咨询了多个专业院校的专家，查阅了几十万字的参考资料，总结和梳理了新闻宣传工作第一线同事们多年的从业经验，最后才集结成册。

　　在这里，我们要感谢为本书出版做出贡献的专家和同仁。感谢中国传媒大学刘笑盈教授在本书编写之初给予的方向性指导；感谢阎慧蓉在前期框架结构上给出的好建议；感谢任宁宁、李文俊、张凌志等同事在案例整理等工作中做出的贡献；感谢中央财经大学谭云明教授以及他的研究团队，在本书资料整理、图文美化和专业提升上给予的帮助，团队成员有郝源、彭轸、梁婉婷、冯南、朱小羽、石瑜、王凯、黄绿蓝、闫申（排名不分先后）；感谢为本书出版贡献经验和智慧的所有人。

希望我们多年工作的经验、心得和技巧，能给广大同仁的工作带来一些帮助，为各企业召开新闻发布会提供借鉴。编写过程中难免有遗漏和不足之处，欢迎各位专家批评指正。